Yoga programs
to purify
your heart & body

Yoga programs
to purify
your heart & body

*Yoga programs
to purify
your heart & body*

*Yoga programs
to purify
your heart & body*

超療癒

和緩流動伸展的

全身瑜伽

在家跟著10組
精心編排的串聯體式課程&DVD教學，
與身心常見的緊繃不適溫柔和解

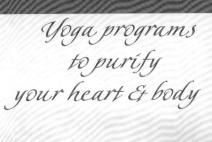

Yoga programs
to purify
your heart & body

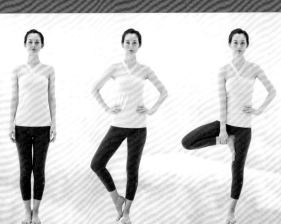

近藤真由美◎監修

AVI◎動作示範

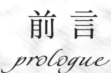

前言

prologue

我懷抱著希望更多人接觸瑜伽，
並親身體驗瑜伽神奇功效的初衷，
編修了10組
在家就能自我練習的簡易瑜伽課程。

無論你是瑜伽初學者，
或已有瑜伽經驗想扎實練習的瑜伽人，
本書內各式各樣的教學，
一定能讓你充分享受修習瑜伽的樂趣。

瑜伽帶來的神奇能量，
可幫助身心恢復到初始的平衡狀態，提高人體自癒力。
在修習瑜伽的過程中，
緩慢平穩的呼吸及舒暢的身體活動，
將締造一段自我與身心對話的珍貴時光。
願你也能親身體驗瑜伽的魅力——
療癒身體，將身心調整到最佳狀態。

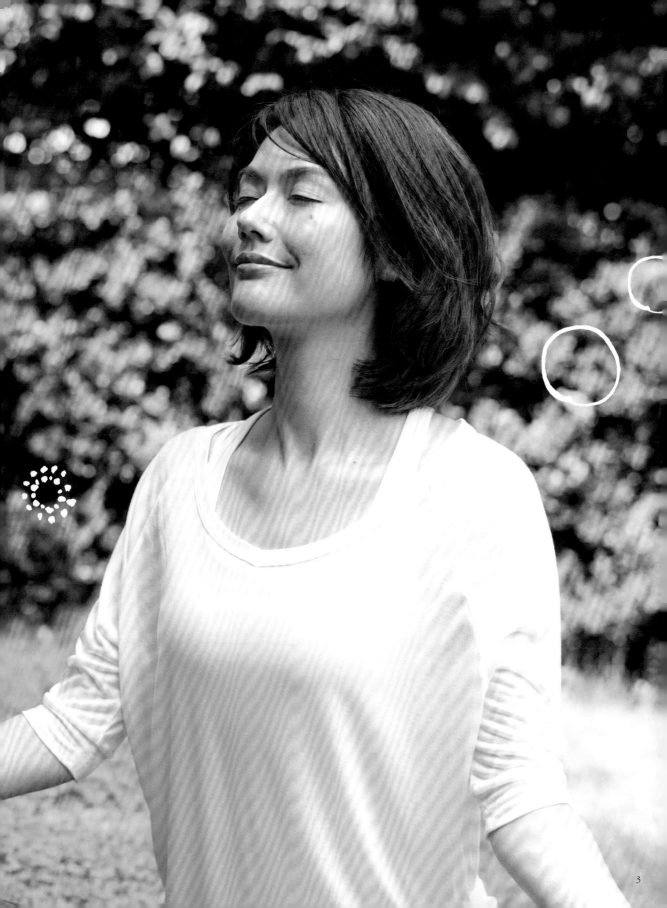

本書的瑜伽教學重點

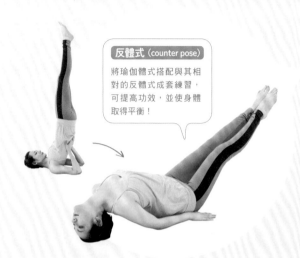

反體式（counter pose）
將瑜伽體式搭配與其相對的反體式成套練習，可提高功效，並使身體取得平衡！

自癒力UP！
活化
體內機能！

- 收錄許多促進內臟‧甲狀腺機能的體式。
- 針對功效主題，編組能達成最佳效能的串聯瑜伽課程。

初學者＆瑜伽人
皆能持續練習

- 收錄Easy Pose‧借助輔具的體式變化等適性指導建議。
- 詳細講解調息法（Pranayama）‧淨化法（Kriya）。
- 依當天的身體狀況，從功效一覽表（P.30）中挑選適合的體式。
- 充實豐富的10組流動伸展瑜伽課程。

加碼超實用教學！
- 全體式功效一覽表
- 拜日式
- 適用各種日常情境的即效一招‧瑜伽練習

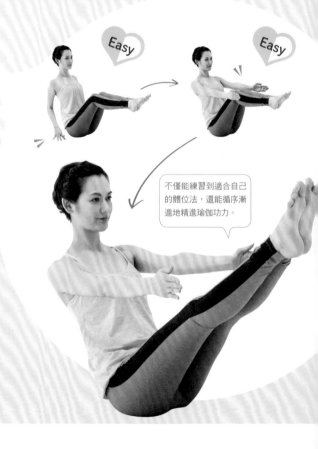

不僅能練習到適合自己的體位法，還能循序漸進地精進瑜伽功力。

扭轉身體，最後視線望
向後方。

Keep
5個
呼吸

明確標記視線＆動作
重點等關鍵細節，快
速掌握正確姿勢！

鎖骨往左右兩邊
打開。

淺顯易懂！

全彩大圖
徹底解析
瑜伽體式動作

● 所有體式，3個步驟就能
　輕鬆完成。

● 運用全彩大圖，呈現舒展
　流暢的體式動作。

右手於臀部後方
觸地。

加速進步！

體內剖析圖
加強重點部位的
鍛鍊意識！

快速掌握鍛鍊部位，
使動作確實到位！

● 以體內剖析圖清楚標示各體式
　功效的重點部位，可加速掌握
　進行伸展＆強化刺激時的身體
　內部意識。

重點部位 Focus
刺激側腹的
肌肉

Contents

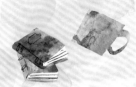

program 1
穩定情緒

重整心情 瑜伽課程 ‥‥‥‥ 33

program 2
紓解腰部緊繃

放鬆體幹 瑜伽課程 ‥‥‥‥ 51

program 3
刺激內臟‧促進排毒

體內淨化 瑜伽課程 ‥‥‥‥ 67

Petit Column

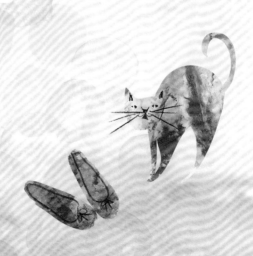

輕鬆・愉悅地練習瑜珈
本書使用方法

體式名稱 ····· 體式的中文名稱＆梵文名稱羅馬拼音。

目的＆功效
僅標示該體式的重點修習目的＆功效，其餘次要功效參見P.30一覽表。

DVD圖標
標示收錄於DVD中的章節。

3步驟解析體式
以3個步驟完成體式練習。若無特定指示，則代表回到Down Pose的步驟為→ 3 → 2 → 1。

呼吸圖標
若無特定指示，維持自然呼吸即可。進行動作時，請參考圖標註記的呼吸時機＆標準次數。

免責聲明
● 體式功效因人而異。● 呼吸次數僅供參考，請依個人舒適感為主，調整呼吸長度及次數。● 修習體式的過程中，若出現疼痛或不適感，請立刻中止練習。● 修習瑜伽前應先自我評估身體健康狀況，自負安全。想精益求精者，建議接受專業人士的指導。

課程架構圖 體式流程一目了然。可自行檢視目前進行到第幾個體式，並作好銜接下一個體式動作的準備。

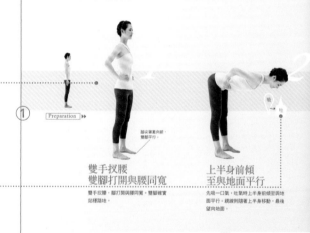

舒緩壓力＆不安

將氧氣運送至頭部，藉此獲得暢快感受。忘卻一切煩惱＆憂愁，將上半身交給自然往下的重力，身體完全不用力，具有讓頭腦煥然一新的效果。

⚠ 腰部＆頸部有傷者請勿修習。

站立前彎式
Pada Hastasana
DVD 1-6

① Preparation ▶

雙手扠腰 雙腳打開與腰同寬
雙手扠腰，腳打開與腰同寬。雙腳確實站穩踏地。

上半身前傾 至與地面平行
先吸一口氣，吐氣時上半身前傾至與地面平行。繼續則隨著上半身移動，最後望向地面。

腳尖筆直向前，雙腳平行。

吸 / 吐

46

主題課程
串聯體式Check！

本書編排的瑜伽課程經過均衡考量，規劃了最精華＆平穩呼吸的體式動作。練習前請先確認整體流程。

DVD收錄　淨化身心的10瑜伽課程＋α

1. 重整心情瑜伽課程
2. 放鬆體幹瑜伽課程
3. 體內淨化瑜伽課程
4. 神采飛揚瑜伽課程
5. 調整自律神經瑜伽課程
6. 晨起瑜伽課程
7. 舒眠瑜伽課程
8. 進階串聯瑜伽課程
9. 拜日式
10. 拜日式 (Another version)

DVD特典

Plus
大休息式引導

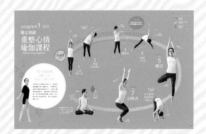

NG範例

易犯的錯誤姿勢。

瑜伽輔具的使用方式

介紹可借助瑜伽毯＆牆壁等家中現成輔具進行練習的體式。

①Preparation（開始姿勢）
②Down pose（結束姿勢）

Preparation（開始姿勢）和Down Pose（結束姿勢）是課程開始及結束時用來調整呼吸的動作。由於能夠提高體式效果，避免造成身體負擔，是練習中相當重要的一環。

難易度

請依個人程度狀況練習適當難易度的體式，舒暢地體驗瑜伽樂趣！

重點部位的體內剖析圖

將維持姿勢時，肌肉、骨頭、內臟的狀態以剖析圖具體視覺化。請一邊集中意識於重點部位，一邊進行體式動作。

分級圖標

Easy	降低難度的體式變化
Hard	加強難度的體式變化
Variation	以約略改變手腳位置的體式變化，提出更容易上手的建議姿勢。

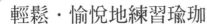

輕鬆・愉悅地練習瑜珈
DVD使用方法

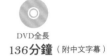

DVD全長
136分鐘（附中文字幕）

◎ **1.將DVD光碟片放入播放器** 螢幕顯示DVD主選單

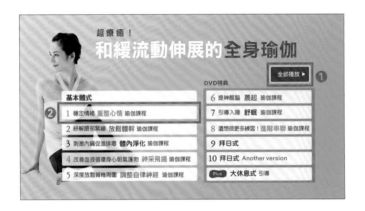

超療癒！
和緩流動伸展的全身瑜伽

全部播放 ▶ ❶

基本體式　　　　　　　　　DVD特典

① 穩定情緒 **重整心情** 瑜伽課程　　　6 提神醒腦 **晨起** 瑜伽課程

② 紓解腰部緊繃 **放鬆體幹** 瑜伽課程　7 引導入睡 **舒眠** 瑜伽課程

③ 刺激內臟促進排毒 **體內淨化** 瑜伽課程　8 還想做更多練習！進階串聯 瑜伽課程

④ 改善血液循環暖身心朝氣蓬勃 **神采飛揚** 瑜伽課程　9 **拜日式**

⑤ 深度放鬆脊椎周圍 **調整自律神經** 瑜伽課程　10 **拜日式** Another version

Plus **大休息式** 引導

❶ 依序播放教學影片
（不含6至8）

❷ 各主題課程的播放列表，
可選擇想觀看的課程。

▼

◎ **2.點選播放列表** 選擇想觀看的課程＆體式

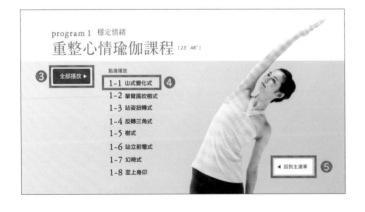

program 1 穩定情緒
重整心情瑜伽課程（23´48˝）

❸ 全部播放 ▶　　點選播放

1-1 山式變化式 ❹
1-2 單臂風吹樹式
1-3 站姿扭轉式
1-4 反轉三角式
1-5 樹式
1-6 站立前彎式
1-7 幻椅式
1-8 至上身印

◀ 回到主選單 ❺

❸ 循序播放瑜伽課程中的
所有體式

❹ 點選播放單一體式

❺ 回到主選單

⚠ ● 請在光線充足的環境下觀看影片，切勿近距離長時間觀看螢幕，並讓眼睛適度休息。● DVD是高密度記錄影像與聲音的光碟片。請使用支援12公分DVD的播放器。本DVD可能無法對應部分筆記型電腦的DVD光碟機及遊戲機等播放器，亦無法提供使用環境和操作方式的相關諮詢，敬請見諒。此外，若播放DVD時因故損壞播放器和資料，本公司恕不賠償。● 請小心保護光碟片的正反面，勿沾附指紋、髒污或刮傷。光碟片受外力壓迫會變形導致無法讀取，請特別留意。
● 本DVD禁止任意複製、播放、公開上映及上傳至網路等違法行為。● 本DVD可提供圖書館外借服務。

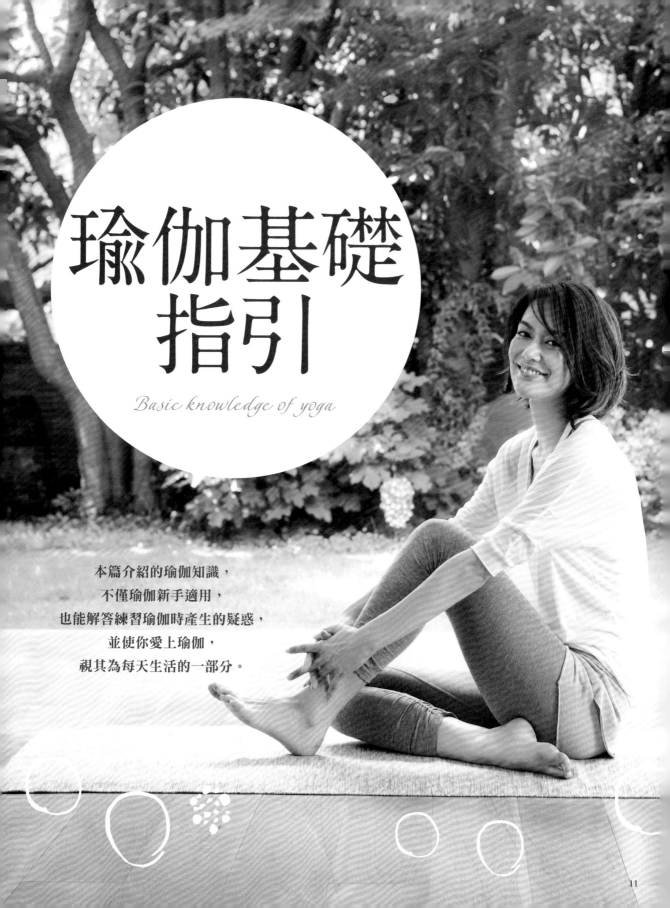

瑜伽基礎指引

Basic knowledge of yoga

本篇介紹的瑜伽知識，
不僅瑜伽新手適用，
也能解答練習瑜伽時產生的疑惑，
並使你愛上瑜伽，
視其為每天生活的一部分。

練習瑜伽前的注意事項

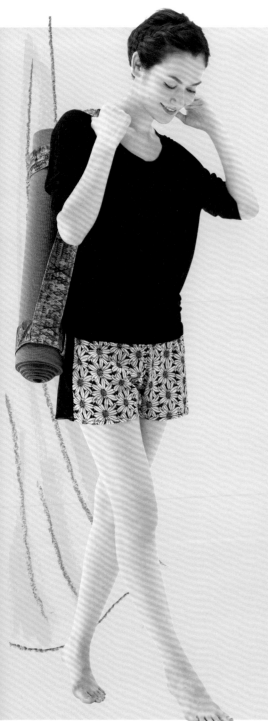

場所

環境清潔且通風良好，溫度適宜，安靜且無日光直射，兼具以上要點且能令人專注的舒適空間，就是理想的瑜伽練習場所。

時段

晨間或傍晚為理想的練習時段。晨間瑜伽可以喚醒＆提振精神，使一天的工作順利進行。傍晚瑜伽則能消除工作的緊張和疲憊，沉澱＆安定心緒。

身體狀況

當生病發燒、身體感到疼痛等，健康狀態不佳時請暫停練習。並請依自己的身體情況，量力而為地進行瑜伽練習。

進食

請至少在飯後2至4小時，待食物消化完畢之後再活動身體。在空腹狀態下練習最為理想。瑜伽練習後的30分鐘，飲食也仍應節制。

Caution

經期時應避免修習倒轉體位法，以及任何會對腹部造成負擔的體式。懷孕期間及產後初期者，在開始瑜伽練習前請先諮詢醫師。以下為經期中也能輕鬆進行的體式。

- P.66 勝利呼吸法
- P.74 坐姿前彎式
- P.88 頭碰膝式

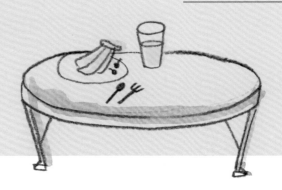

為了安全、愉悅地修習瑜伽，
練習前仔細確認以下事項。

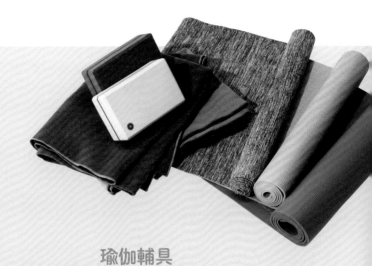

功效

正確的瑜伽姿勢不僅能令身心輕快，還能體驗到身心合一的同頻感，使精神＆體力日益提昇。但若練習方式錯誤，可能會產生不悅及不適的感受。遇到這種情況，就有必要重新檢視練習方式，接受專業人士的指導。

目的

讓瑜伽融入你的生活型態吧！無論是基於減肥、沉澱心靈，或當成每日運動等目的來練習都可以。只要開始瑜伽練習，生活將更加美好。

服裝

選擇能使身體活動自如，無壓迫感的舒適服裝。雖然瑜伽專用服在機能性上，具有伸展性良好＆排汗性佳等優勢，但是穿一般服裝練習也OK。

瑜伽輔具

在此介紹可以幫助練習的輔具

- 瑜伽墊
  讓手腳可穩定支撐，紓緩動作帶給身體的衝擊。
- 瑜伽毯
  減輕接觸地面時的疼痛感，讓姿勢更加安定。
- 瑜伽磚
  瑜伽動作中，因柔軟度不足，手無法觸地等情況時，可輔助支撐使姿勢穩定。
- 牆壁、椅子
  可用來倚靠身體、承擔體重，讓姿勢更加穩定。

※本書主要介紹瑜伽毯的輔助使用方式。以毛巾或坐墊代替也OK。

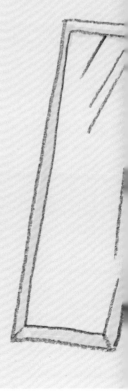

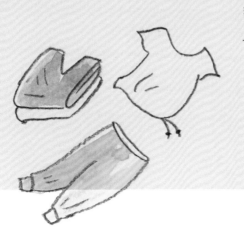

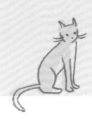

瑜伽與運動有何差別？

簡而言之，就是呼吸方式的不同。

普遍狀況下，我們容易將意識放在外在環境上。但瑜伽卻是反其道而行，著重於正視自我及專心呼吸。所以練習瑜伽時的呼吸和心跳數不會像一般運動時紊亂，也無需與別人及過去的自己競爭。在舒暢的呼吸中調整身心平衡，就是瑜伽的真諦。

＼ 瑜伽練習的 2 大原則！／

有意識的使用身體
腦袋放空純粹模仿姿勢為練習大忌！練習時應確實知覺該朝向何處、以何種方式來活動身體，有意識地體察身體部位＆動作。

感覺身心的變化
一般而言，練習瑜伽可體驗到心情愉悅與肌肉伸展等感受。若毫無所感，建議應重新檢視＆修正練習方式。

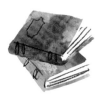

平易近人且歷史悠久的瑜伽，是會為生活層面注入諸多寶貴能量的一套體系。試著將瑜伽的精髓融入每日的作息活動中吧！

讓瑜伽

練習體位法時

瑜伽認為體位法是加深冥想狀態的方式。瑜伽並非只是擺出姿勢，而是正視自我的一種手段。只要清楚體位法的特性＆身體動作流程，就能做出具有目的功效的體式動作。

三大類體位法

冥想體位法
適合冥想，保持坐骨穩定的坐姿體位法。

重複動作型

放鬆體位法
採取仰躺或俯臥姿勢，全身放鬆不用力的休息體位法。

養身體位法
維持姿勢一段時間或重複動作，以提高功效＆完成度的體位法。

維持姿勢型

體式步驟STEP
養身體位法的體式主要遵循如下流程。

和緩調息	開始動作 Pose IN	維持 KEEP	回復動作 OUT	和緩調息
調整呼吸的準備姿勢，身體呈現靜態。	從和緩調息進入正式動作，身體呈現動態。	維持完成姿勢，身體保持靜態，感受身心穩定的舒適感。	從完成姿勢恢復動態，再從開始動作回復至和緩調息。	在瑜伽的餘韻中調整呼吸，提高效果，身體保持靜態。

瑜伽=取得平衡

所謂瑜伽，就是讓身體回歸最自然的狀態。由於修習瑜伽不至於過度心跳加快或滿頭大汗，能夠避免因身體反彈而產生攝取更多能量（食物）的欲望。除此之外，還能為你打造只攝取必要養分的體質，改善過胖＆過瘦的問題。一旦養成控制飲食和運動的習慣，生活就會既環保又簡單，達成透過瑜伽打造良好循環的整體生活型態目標！

融入生活

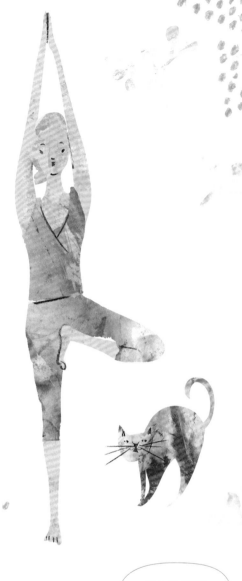

提高「自癒力」的祕訣

阿育吠陀（Ayurveda）與瑜伽，都是因有效提昇自癒力而廣為人知的養生智慧。阿育吠陀與瑜伽有深厚淵源，且並行發展。搭配阿育吠陀提倡的養生法則──早起＆八分飽的進食原則，能讓瑜伽的功效發揮到最大極限。請給自己一個重整身心的機會，好好檢視自己的身體＆生活型態吧！

阿育吠陀（Ayurveda）

阿育吠陀的基礎理論是適度攝取身體所需的飲食，並有效地排出體內囤積的毒素。

只在肚子餓時吃飯嗎？

你有用心**品嚐食物**的滋味嗎？

水份、油份足夠嗎？

汗水、尿液、糞便有排乾淨嗎？

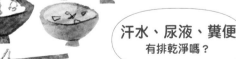 次頁將介紹如何實踐均衡的生活型態！

15

意識作息平衡，度過美好的一天！

若想使身心由內而外都平衡健康，最佳的方法就是將瑜伽＆阿育吠陀視為生活的一部分，每天習慣成自然地實踐，切記欲速則不達。而除了在瑜珈墊上修習體位法之外，也不妨額外安排自省時間。

日出而作

於6點前起床。超過6點起床，身體一整天都會感到沉重。日出前96分鐘至日出的時段，阿育吠陀稱為宇宙智慧（Cosmic Intelligence）。寧靜會讓你的頭腦變得澄澈，成為珍貴的活動時間。

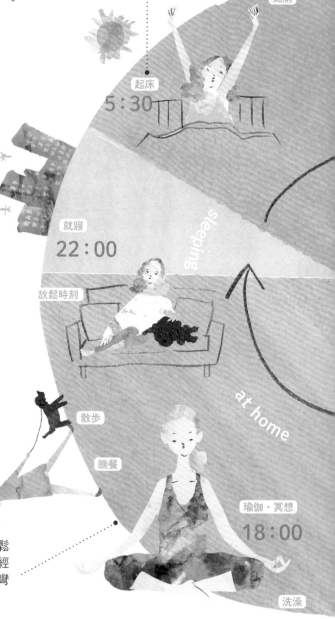

如廁

起床
5：30

sleeping

就寢
22：00

放鬆時刻

at home

散步

晚餐

瑜伽・冥想
18：00

洗澡

飯後

晚餐輕量化，飯後可稍微散步15分鐘促進消化，若立即入睡會帶給腸胃負擔。請儘早用完晚餐，悠閒輕鬆地上床睡覺。就寢時間以晚上10點為佳，最晚也應在午夜12點前進入睡眠。

夜間瑜伽

練習以副交感神經為優先的放鬆系體位法，再在睡眠中舒緩神經＆調整身體機能。特別推薦前彎體位法，或練習冥想也OK。

引導入睡 舒眠瑜伽課程 ▶▶ P.120

刮舌

刷好牙後別忘了刮舌。使用專用的刮舌器（Tongue Scraper），輕柔地刮除舌苔。

未消化物(Ama毒素)

阿育吠陀認為飲食過量和消化不良，會讓未消化物囤積在體內，引起食慾不振、便秘、舌苔肥厚、體臭等病徵。為提高消化力，建議日常多飲用白開水。

刷牙・刮舌・漱口

飲用常溫水

at home

芳療按摩

淋浴或泡澡

瑜伽

早餐

芳療按摩

以加入精油調配的植物油按摩，身體會變得溫暖，並使精油分子經皮膚滲透到體內，經循環系統再將陳舊廢物由血管（糞便）排出體外。建議按摩頭・耳・腳三點，按摩5分鐘後，稍待5分鐘後再繼續。最後在不使用肥皂及沐浴乳的情況下沖個熱水澡。具有回復青春、恢復疲勞和預防生病等功效。

晨間瑜伽

為了喚醒身體，開始日程活動，推薦練習如拜日式等站姿體位法 & 後彎體位法。同時也推薦練習淨化法（Kriya）和調息（呼吸）法（Pranayama・P.21）。

提神醒腦 晨起瑜伽課程 ▶▶ P.118

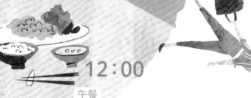

at work

12:00

午餐

用餐

一日三餐中，於午餐攝取充足營養最為理想。選擇當季食材、原產地食材及平常吃慣的食材都OK。樂觀積極的心態也有助於順暢消化。

日常注意事項

1 遵守規律作息

每天於固定時間起床、就寢、飲食、排泄等最為理想。

2 從事運動

以開朗積極的心態，持之以恆地每日進行通體舒暢且無疲勞感的運動。

3 重視用餐品質

用餐時要平心靜氣，攝取適量食物。多食用傳統食物、當季食材及吃慣的食物。

提高瑜伽功效的7個祕訣

既然下定決心練習瑜伽，就充分享受瑜伽的效果吧！
掌握小祕訣心法，將讓練習過程更加舒適愉悅。

1

拋開競爭意識，
依自己的步調練習

瑜伽是一種自我修行。沒必要抱
持著「我也想擺出如此優美的姿
勢」、「我想做的比他好」等，
和他人較勁的想法。只顧著關切
外界事物，反而會喪失自我成長
的機會。

2

樂在其中

練習時切勿心浮氣躁，保持
正向積極的心態來練習。

3

持之以恆

決定好每週的練習次數 &
每日的練習時段，依循自
我步調持續下去是非常重
要的關鍵。

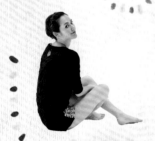

4

和緩地練習

急遽伸展肌肉，或對肌肉施壓，
都會帶給身體很大的負擔或導至
受傷。隨著呼吸和緩地活動身
體，從容不迫地感受身體變化，
就連解開姿勢時的動作也應緩緩
進行——以上就是瑜伽練習中極
重要的基本原則。

5

懷抱
探究心

興致勃勃地觀察體位法及身體上
的變化吧！秉持著「為什麼？怎
麼會如此？」的探究心來面對自
我，學習自我控制。

6

別苛責自己

為精益求精而努力練習瑜伽固然不
錯，但切勿太過勉強自己。不要忘
記聆聽身心的聲音。

7

適度
飲食·排泄·睡眠

想充分獲得瑜伽效果，就得
培養重要的習慣——飲食·
排泄·睡眠。讓自己遵循更
優質的生活節奏吧！

何謂感受呼吸

「瑜伽即呼吸」是很多人對瑜伽的理解＆印象。
但對瑜伽而言，呼吸究竟是什麼？

為什麼瑜伽很重視呼吸？

　　人類24小時都在毫無間斷地呼吸。放鬆時的呼吸深而平穩，緊張時的呼吸淺而急促。由此可知呼吸會受到心智的左右。

　　但瑜伽卻反其道而行，是透過控制呼吸來調整情緒。而調息法（Pranayama，亦稱呼吸法）就是利用呼吸有意識地控制能量。請試著感受自身的呼吸，為身體灌注滿滿的能量。

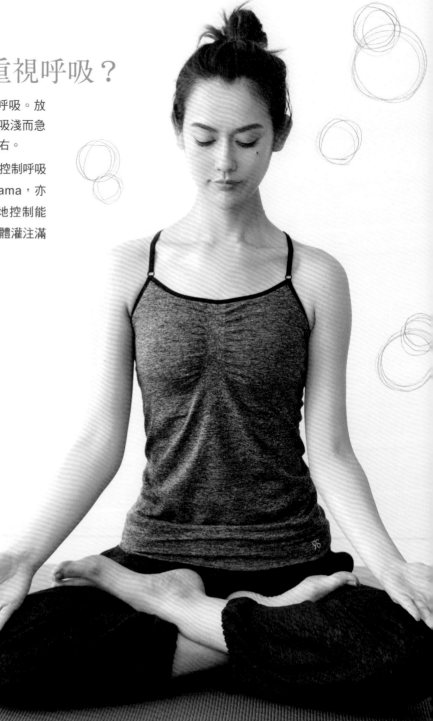

調息法

Pranayama
‖

Prana　　＋　　Ayama
生命能量　　　　延長・停止

↓

控制生命能量

Prana是什麼？

Prana是被稱為「氣」的生命能量。這個世界上充斥著像太陽、火、水、風等能量，也就是Prana。瑜伽認為消化、心跳及血液循環等人體活動，都是依循Prana的運行。

認識呼吸的結構&
開始練習調息法（Pranayama）吧！

呼吸的結構為何？

腹式呼吸&胸式呼吸

　　胸式&腹式的差別在於胸腔的起伏方式。腹式呼吸是肺與橫隔膜上下起伏，大幅活動內臟，從體內開始活性化。胸式呼吸則是大幅擴胸。藉由留意內臟及呼吸器官的活動，進行有意識的呼吸，便能練習調息法。

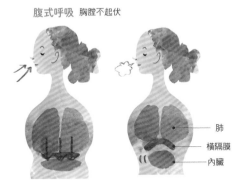

腹式呼吸 胸腔不起伏　　　胸式呼吸 胸腔起伏

肺
橫隔膜
內臟

本書介紹的調息法有哪些？

按部就班挑戰！

　　正統調息法十分講究暫停呼吸（Kumbhaka）、鎖印（Bandha・鎖住收束肌肉的能量）的高度技巧。但上述技巧需要花時間接受專業人士的指導，本書主要介紹的是初學者也能修習的調息法。開始前請務必確認好預備步驟！

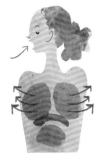

Relax♪

調息法的
事前準備！

以預備動作
讓身體做好準備

首先進行放鬆身體&控制緊張的重要預備動作，以提升呼吸法的效果。

＼8項預備動作！／
1. 腹式呼吸　▶▶ P.21
2. 臍鎖（淨化法）
3. 消化火潔淨法（淨化法）　▶▶ P.84
4. 獅吼式
5. 舌鎖印　▶▶ P.32
6. 至上身印　▶▶ P.50
7. 頭顱清明法（淨化法）　▶▶ P.100
8. 淨脈呼吸法　▶▶ P.116

何謂正統調息法？

基本上分成三階段——吐氣・吸氣・閉氣。本書介紹的是不須閉氣的勝利呼吸法。

＼8種調息法／
1. 太陽呼吸法
2. 勝利呼吸法　▶▶ P.66
3. 嘶聲呼吸法
4. 清涼呼吸法
5. 風箱式呼吸法
6. 蜂鳴呼吸法
7. 悶香呼吸法
8. 漂浮呼吸法

何謂淨化法（Kriya）？

淨化體內的方法。可以淨化消化系統&呼吸道，及無形的能量通道「經脈（Nadi）」。此外，心靈淨化的效果也值得期待。

＼傳統的6個淨化法／
1. 燭光冥想法 Trataka【眼】　▶▶ P.32
2. 鼻腔淨鼻法 Neti
　（繩索淨鼻法、水療淨鼻法）
　【喉嚨至鼻子】　▶▶ P.32
3. 頭顱清明法 Kapalabhati
　【頭蓋骨至肺部】　▶▶ P.100
4. 洗胃潔淨法 Dhauti
　【胃部以上的上消化器官】
5. 腹腔旋轉法 Nauli
　（臍鎖、消化火潔淨法）
　【腹肌&內臟】　▶▶ P.84
6. 腸道潔淨法 Basti【下消化器官】

※【 】內為淨化部位

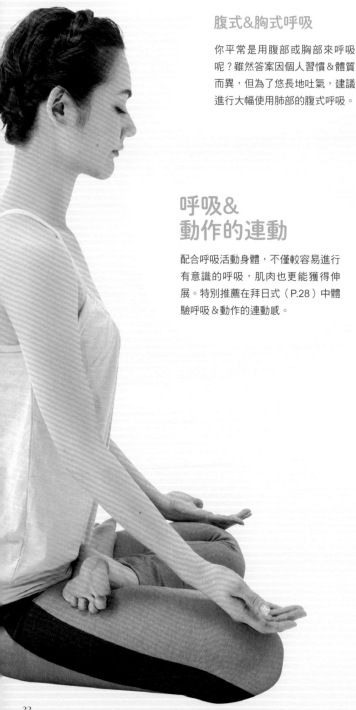

吸氣：吐氣＝1：2

加長吐氣，在1分鐘內進行4至5次的呼吸。在有意識的呼吸狀態下，呼吸次數就會自然減少。

腹式&胸式呼吸

你平常是用腹部或胸部來呼吸呢？雖然答案因個人習慣&體質而異，但為了悠長地吐氣，建議進行大幅使用肺部的腹式呼吸。

後彎&前彎體位法

吸氣時練習後彎體位法，伸展身體正面，可使交感神經優先作用，獲得提高頭腦敏銳度的能量。相反地，在吐氣時練習前彎體位法，伸展身體背面，將使副交感神經優先作用，達到放鬆效果。

呼吸& 動作的連動

配合呼吸活動身體，不僅較容易進行有意識的呼吸，肌肉也更能獲得伸展。特別推薦在拜日式（P.28）中體驗呼吸&動作的連動感。

呼吸 可以雕塑體型！？

在透過呼吸使橫隔膜上下起伏的過程中，自然會與收緊尿道&肛門周圍的恥骨尾骨肌產生連動。藉此利用腹式呼吸大幅活動橫隔膜，即可收縮骨盆，打造凹凸有致的身材曲線。

放鬆體位法(大休息式) &呼吸

仰躺在地面上，放掉全部力量的大休息式（P.26），屬於頭與心臟同高的中立姿勢。可以穩定呼吸，使副交感神經優先作用，達到放鬆的效果。

? 呼吸會影響頭腦的運作？

與身心息息相關的自律神經系統

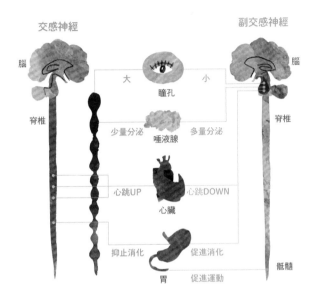

控制血管＆內臟等器官的自律神經皆受腦幹掌控。緊張時變發達的「交感神經」＆放鬆時處在優位的「副交感神經」會交互作用，維持身心平衡。

利用呼吸穩定自律神經的構造

吸氣會讓交感神經發達，發出「緊張」的指令導致肌肉僵硬。相對而言，吐氣則可促進副交感神經發揮作用，使肌肉鬆弛呈現放鬆狀態，身體得以柔軟有彈性地活動。因此在有意識地加長吐氣與緩慢呼吸的狀態下，可引導身心進入毫無壓力的安穩狀態，並藉由呼吸調整自律神經的平衡性。

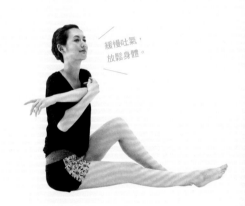

緩慢吐氣，放鬆身體。

? 緩慢呼吸的益處

為身體各器官灌注活力

可逐一恢復細胞，促進組織修復。並調整各器官的節奏，達到順暢運行的效果。

穩定心神

經由放鬆效果穩定情緒，締造不容易累積壓力的堅強心靈。

提高睡眠品質

促進睡眠物質——褪黑素＆血清素之分泌，將身體調整至適合睡眠的狀態。

抗老化

有助於提高成長賀爾蒙的分泌，製造具有抗氧化作用的物質，有效抗老化。

認識身體構造

以下是在練習體式動作＆有意識地呼吸時，
可感受到連動作用的部位。
請確實熟記主要肌肉＆骨骼的名稱，以及所在位置吧！

肌肉

胸鎖乳突肌

胸大肌

腹外斜肌

腹內斜肌

股四頭肌

腹直肌

三角肌

肱二頭肌

脛前肌

內收肌

斜方肌

豎脊肌

背闊肌

臀大肌

三角肌

前鋸肌

肱三頭肌

大腿後肌

腓腸肌

比目魚肌

吸氣肌＆呼氣肌

吸氣時，會用到斜方肌、豎脊肌、
胸鎖乳突肌、外肋間肌等吸氣肌。
吐氣時會使用到腹斜肌、腹直肌、
內肋間肌等呼氣肌。概括而論，吸
氣會使用到胸部以上的肌肉，吐氣
會用到胸部以下的肌肉。

※外肋間肌是肋骨之間的外側肌肉，內肋間肌
　則是外肋間肌下層的肌肉。

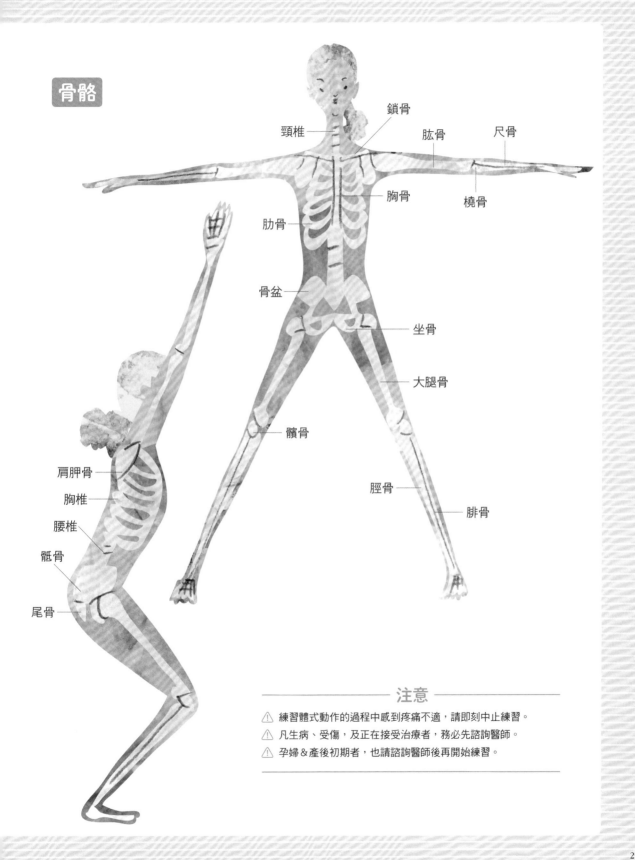

骨骼

鎖骨

頸椎

肱骨

尺骨

胸骨

橈骨

肋骨

骨盆

坐骨

大腿骨

髕骨

肩胛骨

胸椎

脛骨

腰椎

腓骨

骶骨

尾骨

───── 注意 ─────

⚠ 練習體式動作的過程中感到疼痛不適，請即刻中止練習。

⚠ 凡生病、受傷，及正在接受治療者，務必先諮詢醫師。

⚠ 孕婦＆產後初期者，也請諮詢醫師後再開始練習。

基本體式

基本體式可用於調整呼吸，
適合當成預備姿勢，
或於睡前練習。

大休息式 *Savasana*

仰躺在地面上，雙腳打開與肩同寬，腳尖朝外。雙
手掌心朝上，雙腋微微打開。全身不要用力，徹底
放鬆身體。

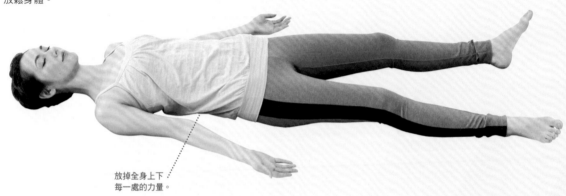

放掉全身上下
每一處的力量。

俯臥鱷魚式 *Makarasana*

俯臥在地面上，雙肘交疊，雙手交叉輕觸對側肩胛
骨。額頭抵在手肘上方。雙腳打開比肩膀略寬，腳
尖朝外。

肩膀放低。

左右手的上下位置
依個人習慣疊放。

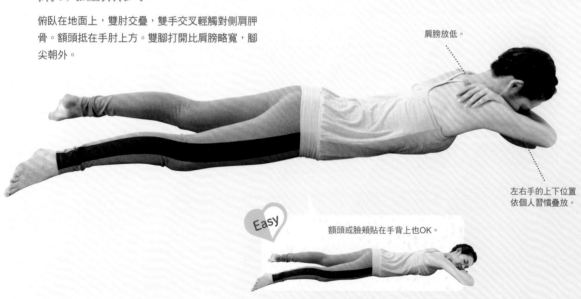

Easy

額頭或臉頰貼在手背上也OK。

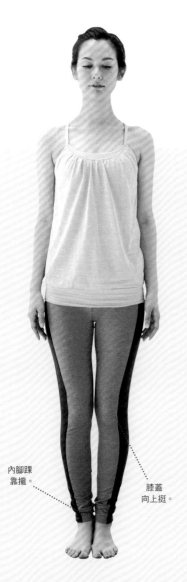

手杖式 *Dandasana*

雙腳併攏坐地，以左右坐骨的前方承受體重，腳尖朝上。雙手放在臀部兩側，指尖觸地，身體挺直，胸部上挺。

大腿後側下壓地面。

有意識地保持骨盆不歪斜。

內腳踝靠攏。

膝蓋向上挺。

視線望向鼻尖。

蓮花坐姿 *Padmasana*

單腳屈膝從髖關節朝外打開，先將單腳腳背放在另一腳大腿上，再同樣疊放另一腳。雙手擺在膝蓋上方，掌心朝上，身體挺直。

山式 *Tadasana*

大腿保持向上延伸的力量，站立時腰部挺直不後彎。吸氣帶動肩膀上收靠近耳朵＆吐氣放低肩膀後，保持頸部伸長。

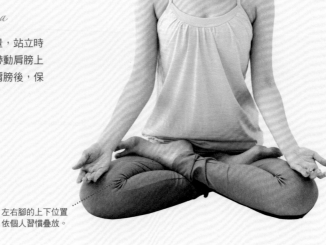

左右腳的上下位置依個人習慣疊放。

Easy

簡易坐
Sukhasana

雙腳腳跟貼放在地上，在中央前後交錯也OK。

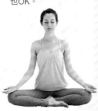

挑戰拜日式！

Surya Namaskara

拜日式
是因朝拜太陽的動作而得名。
在感謝自然偉大力量的同時，
配合呼吸來活動身體，
深刻地感受體內滿盈了生命的能量。

start

吐

標準
2至3
回合

吸

11
身體後仰
雙手舉起，
上半身微微後彎。

1
雙手合掌
筆直站立，
雙手於胸前合掌。

10
身體前彎
上半身往前傾，
身體前彎雙手掌心貼地。

吐

9
單腳依序前跨
右腳先往前跨，
左腿再同樣往前跨。
此時上半身不要挺起。

吸

8
身體趴地
臀部坐在腳跟上，
雙手帶引身體向前俯趴。

吐

28

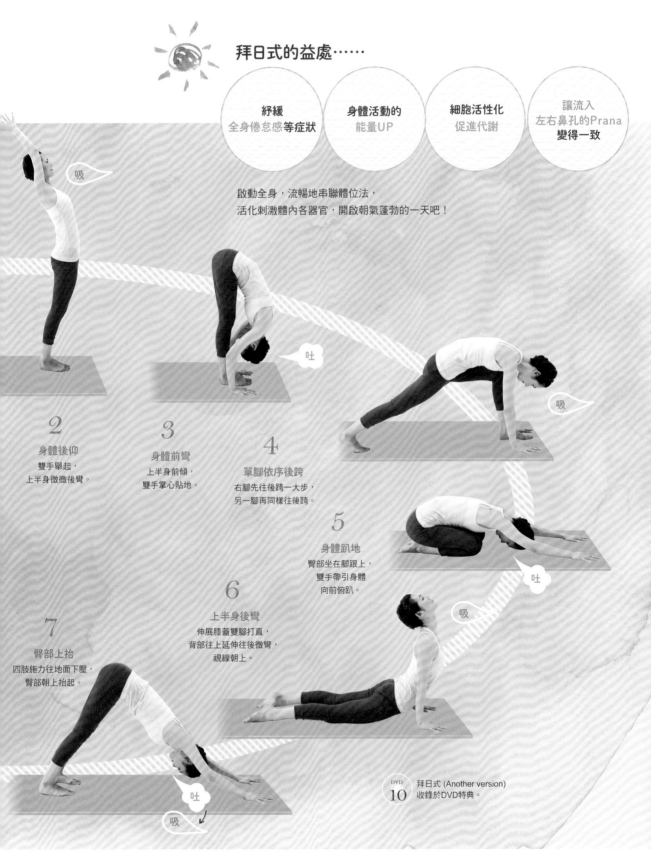

拜日式的益處……

紓緩	身體活動的	細胞活性化	讓流入
全身倦怠感等症狀	能量UP	促進代謝	左右鼻孔的Prana變得一致

啟動全身，流暢地串聯體位法，
活化刺激體內各器官，開啟朝氣蓬勃的一天吧！

吸

吐

吸

2
身體後仰
雙手舉起，
上半身微後彎。

3
身體前彎
上半身前傾，
雙手掌心貼地。

4
單腳依序後跨
右腳先往後跨一大步，
另一腳再同樣往後跨。

5
身體趴地
臀部坐在腳跟上，
雙手帶引身體
向前俯趴。

吐

6
上半身後彎
伸展膝蓋雙腳打直，
背部往上延伸往後微彎，
視線朝上。

吸

7
臀部上抬
四肢施力往地面下壓，
臀部朝上抬起。

吐

吸

DVD
10
拜日式 (Another version)
收錄於DVD特典。

29

全體式功效一覽表

在此列出的本書體式功效一覽表僅供各位參考。

美 美容效果　緊 緊實效果　姿 改善姿勢　放鬆 放鬆效果　柔 柔軟度UP　筋 肌力UP　甲 刺激甲狀腺　內 內臟機能UP

基本體式

體式	梵名	功效	標籤	頁碼
大休息式	Savasana	身心煥然一新　紓緩緊繃肌肉　回復疲勞　強化精神力	放鬆 美	▶▶P.26
俯臥鱷魚式	Makarasana	身心煥然一新　紓緩緊繃肌肉　回復疲勞　矯正脊椎＆紓緩脊髓神經壓迫	放鬆 姿	▶▶P.26
山式	Tadasana	改善姿勢　強化大腿・膝蓋・腳踝　緊實腹部＆臀部　輕盈身體　活化頭腦	姿 緊	▶▶P.27
手杖式	Dandasana	改善姿勢　強化背部肌肉　伸展肩膀＆胸部	姿 肌	▶▶P.27
蓮花坐姿	Padmasana	穩定頭腦　提高調息法（Pranayama）＆冥想效果　活化骨盆・脊椎・腹部・膀胱　改善經期症狀＆坐骨神經痛	放鬆 內 姿	▶▶P.27

program1　穩定情緒 重整心情瑜伽課程

體式	梵名	功效	標籤	頁碼
1-1 山式變化式	Tadasana (Variation)	穩定心靈　回復疲勞　紓緩輕度不安　緩和腰痛	放鬆 姿 肌	▶▶P.36
1-2 單臂風吹樹式	Ardha Kati Chakrasana	強化神經系統　緩和脊椎僵硬　改善肝臟機能　全身窈窕纖瘦	柔 內 緊	▶▶P.38
1-3 腰轉式	Kati Chakrasana	刺激脊髓神經　緩和脊椎僵硬	柔 姿	▶▶P.40
1-4 扭轉三角式	Parivrtta Trikonasana	紓緩腰痛　消除髖關節疼痛　改善血液循環　消除體側肌肉緊繃	內 柔 緊	▶▶P.42
1-5 樹式	Vrksasana	調整身心平衡　提高集中力　使膝蓋・腳踝・腿部關節柔軟　鍛鍊韌帶＆肌腱來矯正腿部肌肉	柔 肌 緊	▶▶P.44
1-6 站立前彎式	Pada Hastasana	鎮靜頭腦　緩和壓力＆不安　緩和脊椎僵硬　消除呼吸問題	放鬆 柔	▶▶P.46
1-7 幻椅式	Utkatasana	改善神經衰弱　消除便秘　強化脊椎・大腿・小腿・腳踝	肌 內 緊	▶▶P.48
1-8 至上身印	Brahma Mudra	穩定心靈　舒眠　紓緩頸部緊繃　改善通往頭部的血液循環＆紓緩鬱血	放鬆	▶▶P.50

program2　紓解腰部緊繃 放鬆體幹瑜伽課程

體式	梵名	功效	標籤	頁碼
2-1 俯臥鱷魚式的變化式	Makarasana (Variation)	刺激脊椎兩側的神經節（Ganglion）　提升腰部＆脊椎的柔軟度	柔 緊 內	▶▶P.54
2-2 蝗蟲式	Salabhasana	改善內臟下垂　維持肺部健康　運動骨盆＆腹部　提高消化力	內 姿	▶▶P.56
2-3 弓式	Dhanurasana	為腎上腺帶來正面影響　改善神經衰弱　刺激背部深層肌肉　活化腹部組織＆頸部機能	內 肌	▶▶P.58
2-4 駱駝式	Ustrasana	刺激腹部＆頸部周圍(胸・喉)　矯正駝背　促進甲狀腺活動　刺激脊髓神經　促進消化系統＆生殖系統的機能	姿 甲 內	▶▶P.60
2-5 烏鴉式	Bakasana	強化腹肌　強化手臂＆手腕　伸展上背部　刺激鼠蹊部	肌 柔	▶▶P.62
2-6 船式	Navasana	強化腹部＆脊椎　調整神經系統　增強平衡力　促進消化＆賀爾蒙系統活性化	肌 內	▶▶P.64
2-7 勝利呼吸法	Ujjayi Pranayama	冷靜作用　抑止壓力　提高消化力	放鬆 內	▶▶P.66

program3　刺激內臟·促進排毒　體內淨化瑜伽課程

3-1	貓式	Bidalasana	紓緩壓力 溫和按摩脊椎＆腹部臟器	柔 姿 內 ▶▶P.70
3-2	嬰兒式	Balasana	鎮靜頭腦　紓緩壓力　回復疲勞 輕微伸展髖關節·大腿·腳踝	Relax 柔 ▶▶P.72
3-3	坐姿前彎式	Paschimottanasana	頭腦休息　緩和壓力＆輕度憂鬱症 強化內臟　改善便秘＆消化不良	Relax 內 ▶▶P.74
3-4	半魚王式	Ardha Matsyendrasana	刺激脊椎兩側的神經節（Ganglion） 促進自然排泄　改善消化不良　使脊椎變柔軟	內 柔 緊 ▶▶P.76
3-5	金剛坐姿	Vajrasana	放鬆內臟　安定心靈　提高消化力　消除腸脹氣	Relax 內 ▶▶P.78
3-6	仰臥金剛坐式	Supta Vajrasana	提高消化力　伸展腹部＆背部 紓緩緊張情緒使心情舒暢　紓緩生理痛	內 柔 Relax ▶▶P.80
3-7	瑜伽身印	Yoga Mudra	活化腰椎＆骶骨神經　強化腹肌 使腹部內臟回歸正位　紓緩不安＆緊張	肌 內 ▶▶P.82
3-8	消化火潔淨法	Agnisara	深度放鬆肌肉　促進消化酵素的分泌提高消化力 按摩腹腔內部	內 肌 ▶▶P.84

program4　改善血液循環·身心朝氣蓬勃　神采飛揚瑜伽課程

4-1	頭碰膝式	Janu Sirsasana	鎮靜頭腦　緩和輕度憂鬱 活化肝臟＆腎臟機能　提高消化力	Relax 內 ▶▶P.88
4-2	立蛙式	Uttana Mandukasana	消除多餘體重　使泌尿生殖系統正常化　改善血液循環	緊 內 ▶▶P.90
4-3	半犁式	Ardha Halasana	維持脊髓神經＆甲狀腺的健康　改善消化不良 消除便秘　消除脾臟＆肝臟鬱血	甲 內 美 ▶▶P.92
4-4	肩立式	Salamba Sarvangasana	消除心情低落　促進甲狀腺機能以調整全身（預防老化） 活化生殖器官機能　改善內臟下垂	甲 內 美 ▶▶P.94
4-5	拱背伸腿 魚式變化式	Uttana Padasana	改善神經衰弱　消除便秘　改善消化不良　有助控制糖尿病	內 肌 ▶▶P.96
4-6	野兔式	Shashankasana	消除睡意　紓緩眼睛疲勞　消除鼻塞 提高血液循環達到美容效果	美 ▶▶P.98
4-7	頭顱清明法	Kapalbhati	心情煥然一新　增強能量　活化腦細胞　暖身	美 ▶▶P.100

program5　深度放鬆脊椎周圍　調整自律神經瑜伽課程

5-1	壓腿排氣式	Pawanmuktasana	放鬆神經　伸展脊椎　伸展腰椎 改善便秘＆消化不良	Relax 柔 內 ▶▶P.104
5-2	犁鋤式	Halasana	維持自律神經健康　維持甲狀腺健康 改善消化不良　消除便秘	內 甲 美 ▶▶P.106
5-3	橋式	Setubandhasarvangasana	鎮靜頭腦　紓緩壓力 紓緩輕度憂鬱症狀　活化肺部＆甲狀腺機能	內 甲 美 ▶▶P.108
5-4	仰臥手抓大腳趾式	Suptapadangusthasana	強化腹部　紓緩腰痛＆坐骨神經痛 提高消化力　紓緩經期不適症狀	肌 內 緊 ▶▶P.110
5-5	躺姿腹部扭轉式	Jatharaparivartanasana	放鬆腹部臟器　排出囤積毒素 消除腰部疼痛＆疲勞	內 采 ▶▶P.112
5-6	眼鏡蛇式	Bhujangasana	改善腰部深處血液循環（緩和腰痛）　改善消化不良 活化脊髓神經　消除便秘	內 柔 姿 ▶▶P.114
5-7	淨脈呼吸法	Nadi Shodhana	淨化神經（能量通道）　紓緩過敏　提高免疫力	Relax 美 ▶▶P.116

忙到
沒時間
也沒問題！

適用各種日常情境的
即效一招・瑜伽練習！

眼睛疲勞

燭光冥想法(*)
讓眼睛休息

準備蠟燭，將燭火擺在距離手臂1.5倍處後，席地而坐，不眨眼地凝視著火焰，直到眼睛覺得刺激流淚為止。然後閉上眼睛，繼續凝視火焰的殘象，當殘象消失後以大休息式進行放鬆。

＊凝視蠟燭的淨化法。

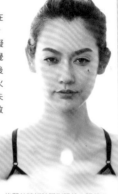

⚠ 眼疾患者請勿修習。修習前請拆除隱形眼鏡＆眼鏡。

化妝前

獅吼式
(Simhasana)
令自己容光煥發

放低肩膀，發出獅子威嚇般的聲音，並以嘴巴吐氣。在動作的同時盡情地吐舌，視線望向眉間。此練習也很適合用來消除壓力喔！

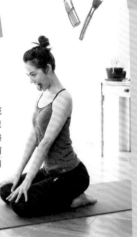

肩膀痠痛

立蛙式
促進血液循環
▶▶P.90

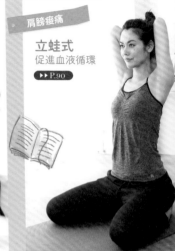

鼻子過敏

水療淨鼻法(*)
徹底洗淨鼻子

準備0.9%的生理食鹽水。頭歪向一側，將食鹽水注入上方鼻孔中，讓水從下方鼻孔流出。另一邊鼻孔也重複同樣動作。最後以兩個鼻孔吐氣，將鼻腔內的水排出體外。
＊漱鼻。

⚠ 鼻腔內部或耳朵有發炎者請勿使用。生理食鹽水＆容器都要經過徹底消毒。

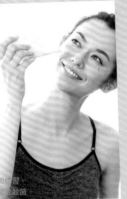

喉嚨不適

舌鎖印(*)
活動喉嚨

舌尖抵在上排牙齒牙根處，整根舌頭貼於上顎。大大地張開嘴巴，以舌頭發出短促響亮的聲音。此練習可刺激頸部神經發揮作用。

＊亦為活動喉嚨的調息法之準備動作。

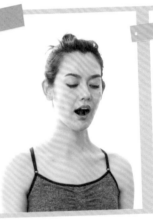

就寢前

至上身印
獲得一夜好眠
▶▶P.50

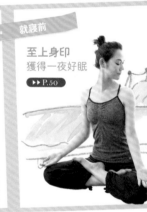

起床

消化火潔淨法
使排便順暢！
▶▶P.84

⚠ 經期中請勿修習。

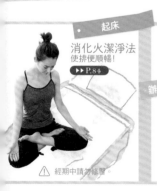

辦公室的休息時間

山式變化式
單臂風吹樹式
擺脫肩膀痠痛
＆腰部緊繃
▶▶P.36
▶▶P.38

山式變化式

單臂風吹樹式

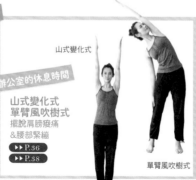

洗澡

船式
來場舒服的腹部運動
▶▶P.64

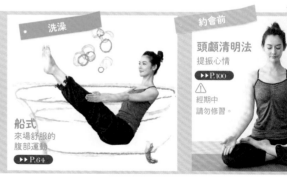

約會前

頭顱清明法
提振心情
▶▶P.100

⚠ 經期中請勿修習。

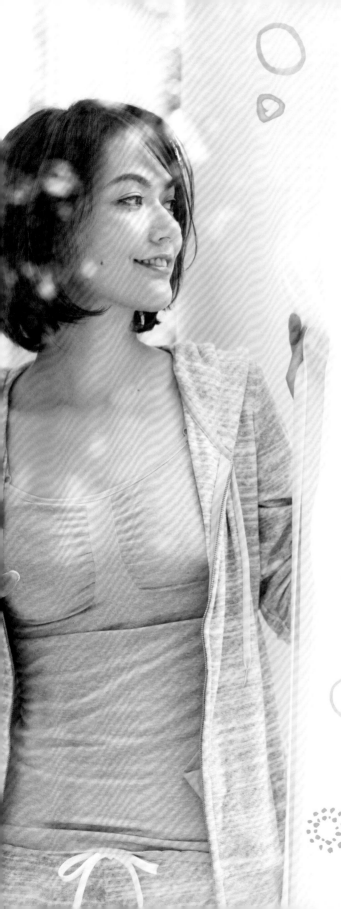

program 1

穩定情緒
重整心情
瑜伽課程

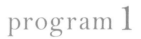
Mind reset program

想平復波濤洶湧的情緒，
或想重整散漫思緒提高集中力時，
就以本課程
調適心情＆穩定精神吧！

program 1 23'48"

穩定情緒
重整心情
瑜伽課程
Mind reset program

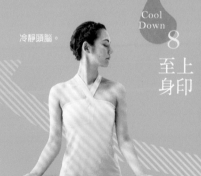

start

舒適地
朝上伸展。

上半身彎向側面，
伸展體側。

1
山式
變化式

2
單臂
風吹樹式

精力充沛地
活動全身，
打造全新心情！

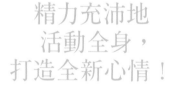

本課程以站姿體位法為中心，最後在
尾聲編排2個平衡體位法。平衡體位法
的動作最適合提高集中力。遇到心事
重重情緒低落，頭腦恍惚不靈光的時
候，就活動身體來重整心情吧！在活
動全身大肌群的同時，身心也將隨之
煥然一新。

冷靜頭腦。

Cool
Down
8
至上
身印

※串聯體式課程結束後，接續
5分鐘以上的大休息式
（P.26），使呼吸平緩寧
靜，以提升課程效果。

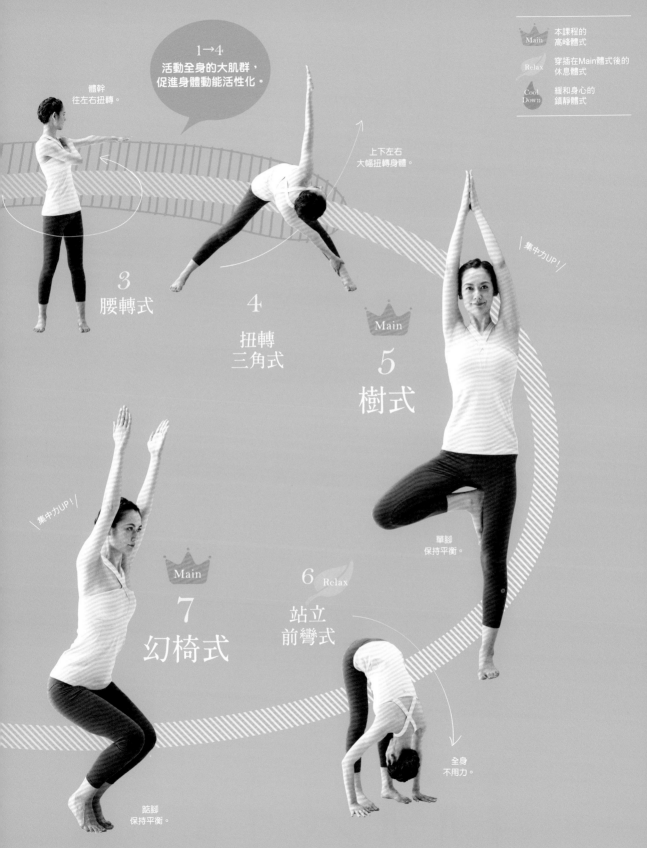

Main　本課程的
高峰體式

Relax　穿插在Main體式後的
休息體式

Cool
Down　緩和身心的
鎮靜體式

體幹
往左右扭轉。

1→4
活動全身的大肌群，
促進身體動能活性化。

上下左右
大幅扭轉身體。

集中力UP！

3
腰轉式

4
扭轉
三角式

Main

5
樹式

單腳
保持平衡。

集中力UP！

Main

7
幻椅式

6 Relax

站立
前彎式

全身
不用力。

踮腳
保持平衡。

35

為身體
灌注活力&
積極正能量

像是往寬廣天空筆直伸展的椰子樹般，保持背部不斷朝上伸展的姿勢。須大幅調動&穩定全身的力量，可使緊繃的身心變得神清氣爽，充滿幹勁。

⚠ 肩膀&脖子疼痛者請勿修習。

DVD 1-1 山式變化式
Tadasana (Variation)

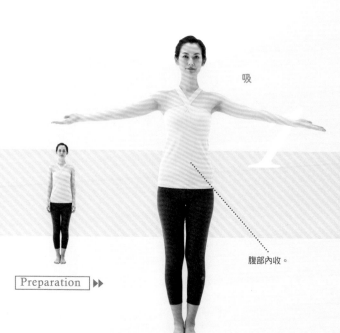

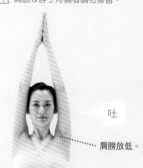

吸

吐

肩膀放低。

腹部內收。

Preparation ▶▶

雙手
緩緩舉起

吸氣時，想像以指尖畫圓般緩緩舉起雙手。

雙手
於頭頂上方合掌

感受體側向上伸展的同時，掌心向內，雙臂貼近耳際。先吐一口氣，肩膀放鬆放低，於頭頂上方合掌。

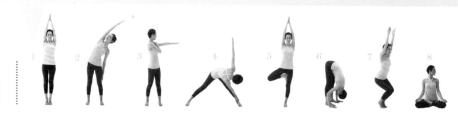

program 1

穩定情緒
重整心情
瑜伽課程

1 2 3 4 5 6 7 8

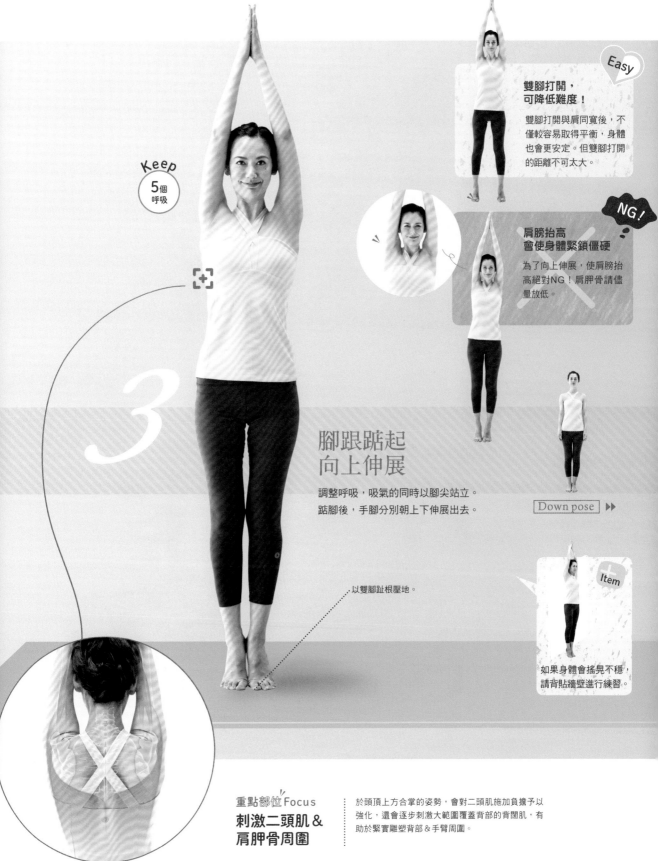

雙腳打開，
可降低難度！

雙腳打開與肩同寬後，不
僅較容易取得平衡，身體
也會更安定。但雙腳打開
的距離不可太大。

NG！

肩膀抬高
會使身體緊鎖僵硬

為了向上伸展，使肩膀抬
高絕對NG！肩胛骨請儘
量放低。

Keep

5個
呼吸

3

腳跟踮起
向上伸展

調整呼吸，吸氣的同時以腳尖站立。
踮腳後，手腳分別朝上下伸展出去。

Down pose ▶▶

Item

如果身體會搖晃不穩，
請背貼牆壁進行練習。

以雙腳趾根壓地。

重點部位Focus
刺激二頭肌 &
肩胛骨周圍

於頭頂上方合掌的姿勢，會對二頭肌施加負擔予以
強化，還會逐步刺激大範圍覆蓋背部的背闊肌，有
助於緊實雕塑背部 & 手臂周圍。

強化神經系統
讓頭腦清晰

雙腳均勻承受體重，伸展體側的姿勢。可刺激脊髓神經，強化神經系統。練習重點在於保持良好的左右平衡，對矯正脊椎＆骨盆歪斜也很有效。

單臂風吹樹式
Ardha Kati Chakrasana

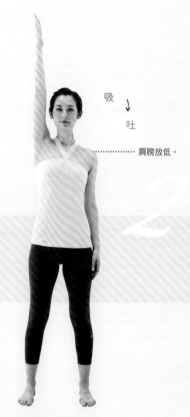

吸
↓
吐

············· 肩膀放低。

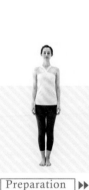

Preparation ▶▶

※示範圖呈現的是指示
　動作的鏡像倒影。

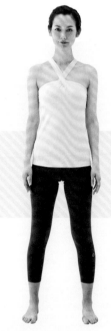

雙腳打開
與腰同寬

雙腳打開與腰同寬。腳尖到腳跟呈一直線，左右腳保持平行，以雙腳均勻承受體重。調整呼吸。

單手舉起
貼近耳際

吸氣並舉起左手，讓上臂貼近耳際，掌心朝內。在吐氣的同時放低肩膀。

program 1
穩 定 情 緒
重 整 心 情
瑜 伽 課 程

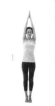 1
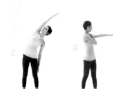 2
3
4
5
6
7
8

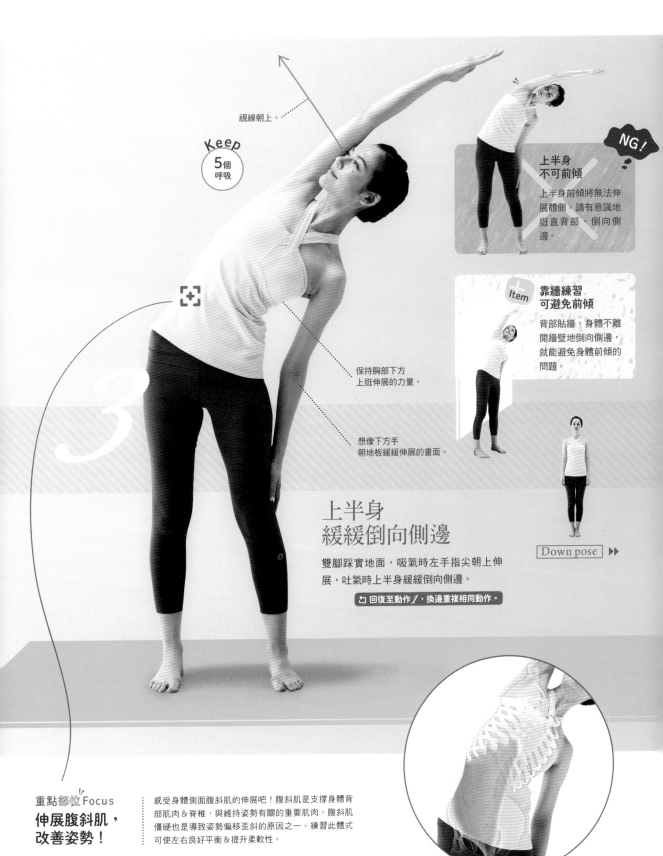

視線朝上。

Keep
5個
呼吸

保持胸部下方
上挺伸展的力量。

想像下方手
朝地板緩緩伸展的畫面。

上半身
緩緩倒向側邊

雙腳踩實地面,吸氣時左手指尖朝上伸
展,吐氣時上半身緩緩倒向側邊。

↺ 回復至動作 1,換邊重複相同動作。

NG!

上半身
不可前傾

上半身前傾將無法伸
展體側。請有意識地
挺直背部,倒向側
邊。

Item **靠牆練習**
可避免前傾

背部貼牆,身體不離
開牆壁地倒向側邊,
就能避免身體前傾的
問題。

Down pose ▶▶

重點部位Focus
伸展腹斜肌,
改善姿勢!

感受身體側面腹斜肌的伸展吧!腹斜肌是支撐身體背
部肌肉&脊椎,與維持姿勢有關的重要肌肉。腹斜肌
僵硬也是導致姿勢偏移歪斜的原因之一。練習此體式
可使左右良好平衡&提升柔軟性。

紓緩背部僵硬
神清氣爽

此體式是站立轉體的姿勢,手臂上抬至胸前後,緩慢地扭轉上半身。可確實活動到背部深層肌肉,並刺激脊椎來消除肌肉僵硬。

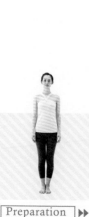

DVD 1-3 腰轉式
Kati Chakrasana

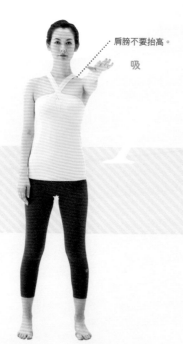

肩膀不要抬高。

吸

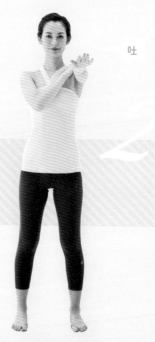

吐

Preparation ▶▶

※示範圖呈現的是指示動作的鏡像倒影。

雙腳打開與腰同寬
單手伸向前方

左右腳平行站立,雙腳打開與腰同寬。吸氣時,右手朝前方伸展,想像指尖被拉往遠方的畫面。

用對側的手
扶住肩膀

左手扶住右肩頭作為輔助。雙腳踩實地面,下腹部收緊。

program 1

穩定情緒
重整心情
瑜伽課程

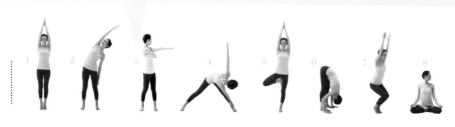

1　2　3　4　5　6　7　8

40

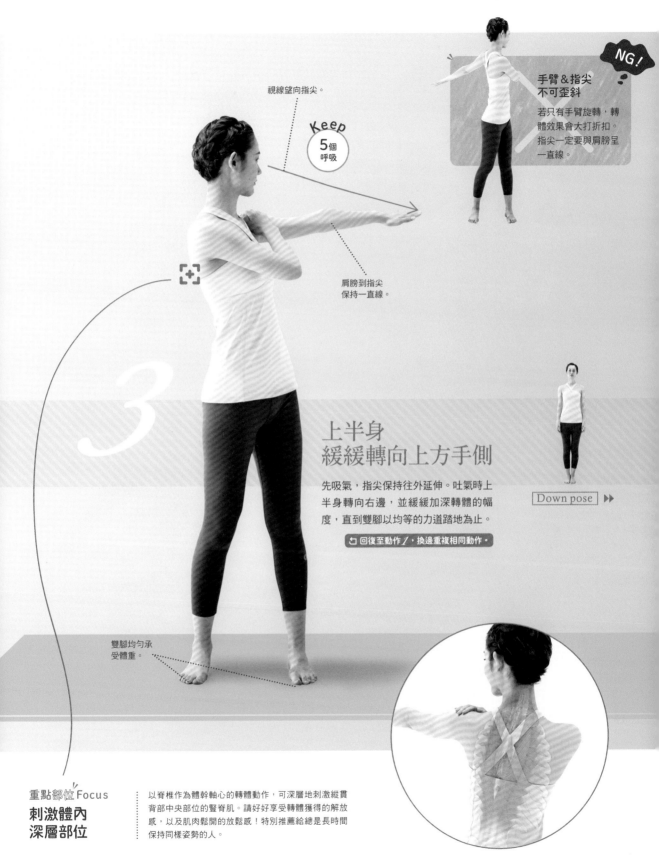

視線望向指尖。

Keep
5個
呼吸

NG!

**手臂&指尖
不可歪斜**

若只有手臂旋轉，轉
體效果會大打折扣。
指尖一定要與肩膀呈
一直線。

肩膀到指尖
保持一直線。

3

上半身
緩緩轉向上方手側

先吸氣，指尖保持往外延伸。吐氣時上
半身轉向右邊，並緩緩加深轉體的幅
度，直到雙腳以均等的力道踏地為止。

↰ 回復至動作／，換邊重複相同動作。

Down pose ▶▶

雙腳均勻承
受體重。

重點部位Focus
**刺激體內
深層部位**

以脊椎作為體幹軸心的轉體動作，可深層地刺激縱貫
背部中央部位的豎脊肌。請好好享受轉體獲得的解放
感，以及肌肉鬆開的放鬆感！特別推薦給總是長時間
保持同樣姿勢的人。

舒緩
全身緊繃

DVD 1-4

扭轉三角式
Parivrtta Trikonasana

從腿、腰到上半身，大幅度轉體的姿勢。雙腳須穩定踏地，並擴展胸＆背部。舒暢地活動全身來緩解緊張感吧！

Preparation ▶▶

※示範圖呈現的是指示動作的鏡像倒影。

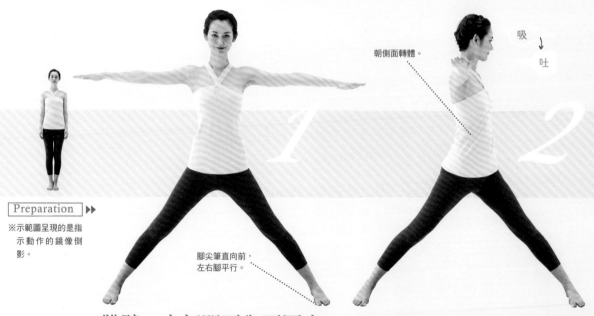

腳尖筆直向前，左右腳平行。

朝側面轉體。

吸↓吐

雙臂一字打開至與肩同高
雙腳朝左右大幅度拉開

雙臂打開成一字，與肩同高，雙腳打開至雙手手腕下方。

身體轉向側面

吸氣，雙手分別朝左右伸展出去。吐氣時，雙手保持打開，上半身轉向右側。

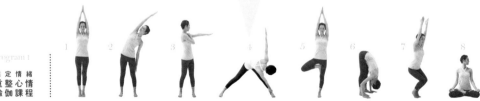

program 1

穩定情緒
重整心情
瑜伽課程

1　2　3　4　5　6　7　8

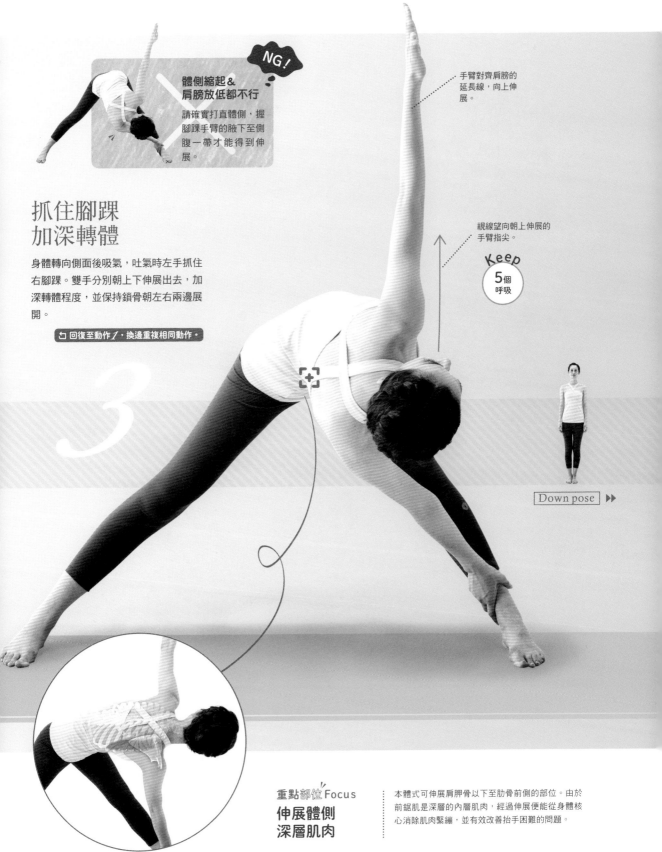

**體側縮起&
肩膀放低都不行**

請確實打直體側，握
腳踝手臂的腋下至側
腹一帶才能得到伸
展。

手臂對齊肩膀的
延長線，向上伸
展。

視線望向朝上伸展的
手臂指尖。

Keep

5個
呼吸

抓住腳踝
加深轉體

身體轉向側面後吸氣，吐氣時左手抓住
右腳踝。雙手分別朝上下伸展出去，加
深轉體程度，並保持鎖骨朝左右兩邊展
開。

↩ 回復至動作 *1*，換邊重複相同動作。

3

Down pose ▶▶

重點部位 Focus
**伸展體側
深層肌肉**

本體式可伸展肩胛骨以下至肋骨前側的部位。由於
前鋸肌是深層的內層肌肉，經過伸展便能從身體核
心消除肌肉緊繃，並有效改善抬手困難的問題。

43

調整身心平衡

想像樹木落地紮根的畫面，培養平衡能力吧！將自己當成活生生的樹木，隨著呼吸感受心跳＆肢體動作。練習時可體會到心如止水的效果。

DVD
1-5

樹式
Vrksasana

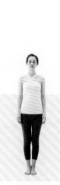

Preparation ▶▶

※示範圖呈現的是指示動作的鏡像倒影。

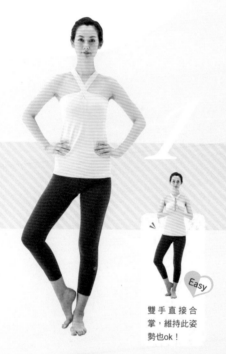

1

Easy

雙手直接合掌，維持此姿勢也ok！

踮起單腳腳跟

雙手扠腰，左腳跟踮起，腳掌貼於軸心腳，從髖關節帶動膝蓋朝外打開。

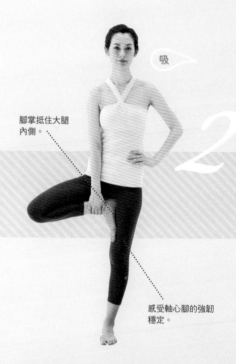

吸

2

腳掌抵住大腿內側。

感受軸心腳的強韌穩定。

手將腳往上提起

身體取得平衡後，吸氣，左腿儘量上抬，左腳掌貼在右大腿內側。

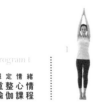

program 1

穩定情緒
重整心情
瑜伽課程

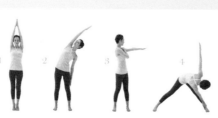

1   2   3   4   5

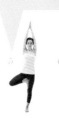

6

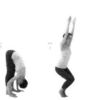

7

8

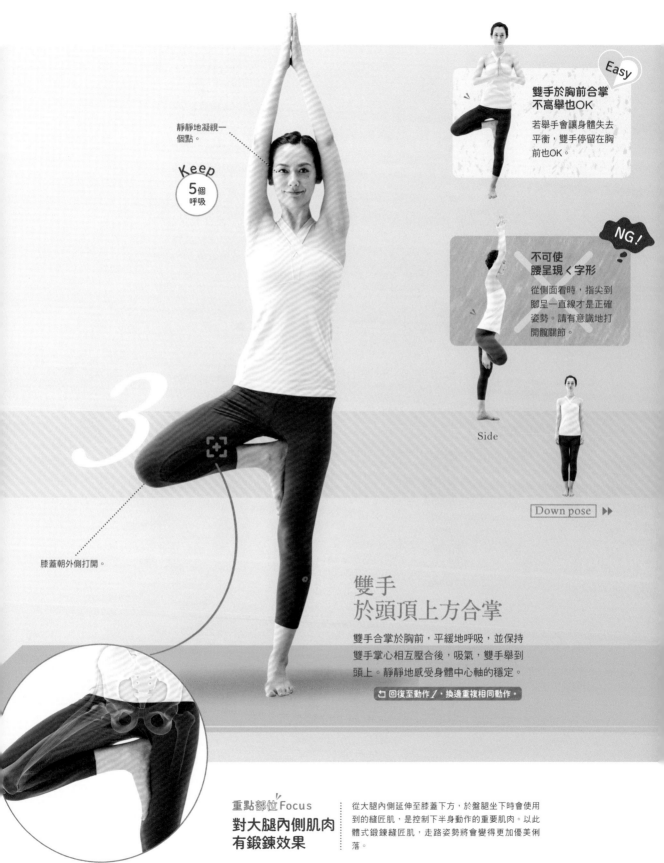

靜靜地凝視一
個點。

Easy

**雙手於胸前合掌
不高舉也OK**

若舉手會讓身體失去
平衡，雙手停留在胸
前也OK。

Keep
**5個
呼吸**

NG！

**不可使
腰呈現く字形**

從側面看時，指尖到
腳呈一直線才是正確
姿勢。請有意識地打
開髖關節。

Side

3

膝蓋朝外側打開。

Down pose ▶▶

雙手
於頭頂上方合掌

雙手合掌於胸前，平緩地呼吸，並保持
雙手掌心相互壓合後，吸氣，雙手舉到
頭上。靜靜地感受身體中心軸的穩定。

↻ 回復至動作 *1*，換邊重複相同動作。

**重點部位 Focus
對大腿內側肌肉
有鍛鍊效果**

從大腿內側延伸至膝蓋下方，於盤腿坐下時會使用
到的縫匠肌，是控制下半身動作的重要肌肉。以此
體式鍛鍊縫匠肌，走路姿勢將會變得更加優美俐
落。

舒緩壓力 & 不安

將氧氣運送至頭部，藉此獲得暢快感受。忘卻一切煩惱＆憂愁，將上半身交給自然往下的重力，身體完全不用出力。具有讓頭腦煥然一新的效果。

⚠ 腰部＆頸部疼痛者請勿修習。

站立前彎式
Pada Hastasana
DVD 1-6

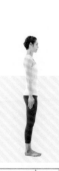

Preparation ▶▶

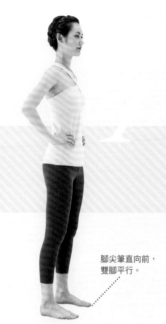

腳尖筆直向前，雙腳平行。

雙手扠腰
雙腳打開與腰同寬

雙手扠腰，腳打開與腰同寬。雙腳確實站穩踏地。

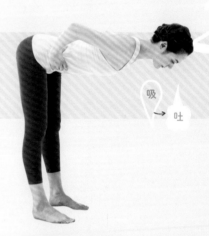

吸 → 吐

上半身前傾
至與地面平行

先吸一口氣，吐氣時上半身前傾至與地面平行。視線則隨著上半身移動，最後望向地面。

program 1

穩定情緒
重整心情
瑜伽課程

 1
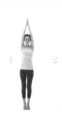 2
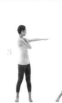 3
 4
 5
 6
7
 8

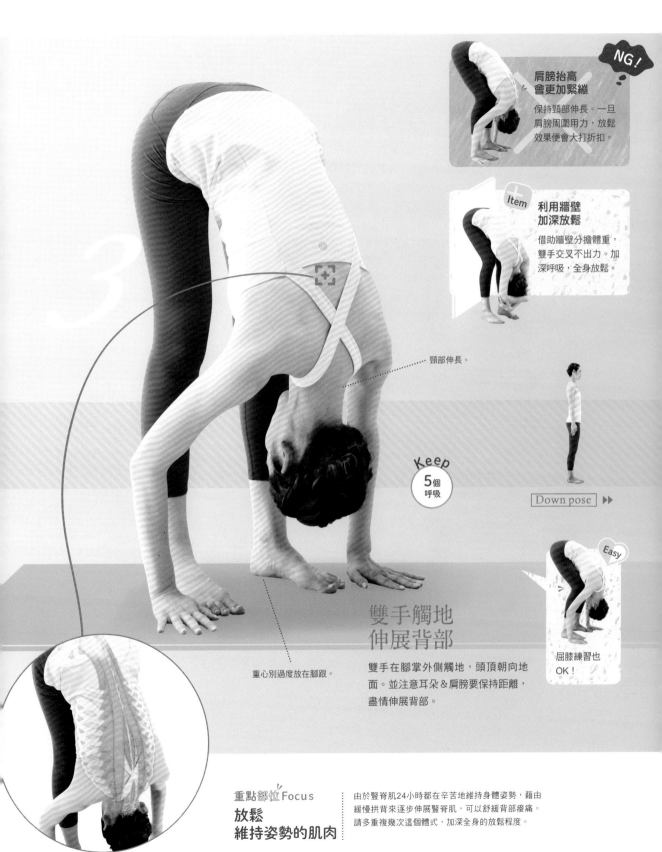

**肩膀抬高
會更加緊繃**

保持頸部伸長。一旦
肩膀周圍用力，放鬆
效果便會大打折扣。

Item

**利用牆壁
加深放鬆**

借助牆壁分擔體重，
雙手交叉不出力。加
深呼吸，全身放鬆。

頸部伸長。

Keep

**5個
呼吸**

Down pose ▶▶

重心別過度放在腳跟。

Easy

屈膝練習也
OK！

雙手觸地
伸展背部

雙手在腳掌外側觸地，頭頂朝向地
面。並注意耳朵＆肩膀要保持距離，
盡情伸展背部。

重點部位Focus

**放鬆
維持姿勢的肌肉**

由於豎脊肌24小時都在辛苦地維持身體姿勢，藉由
緩慢拱背來逐步伸展豎脊肌，可以舒緩背部痠痛。
請多重複幾次這個體式，加深全身的放鬆程度。

鍛鍊堅韌的心靈

就像準備坐在椅子上般放低腰部，保持平衡。本體式著重於穩固身體基座，也就是下半身的腿力＆體幹的力量，並可培養從容不迫的堅強心志。

⚠ 有頭痛、失眠、低血壓等症狀請勿修習。

DVD 1-7
幻椅式
Utkatasana

Preparation ▶▶

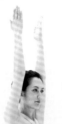

吸 ↓
吐

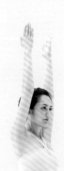

吸

雙手伸直
向上舉起

吸氣時，雙手朝上伸直，將雙臂貼於耳旁，掌心朝內。吐氣，放低肩膀。

雙膝打直站立。

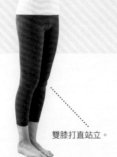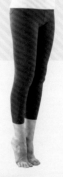

踮起腳跟
以腳尖站立

感受身體的軸心力量，吸氣時踮起腳跟，以腳尖站立，保持平衡。

program I
穩定情緒
重整心情
瑜伽課程

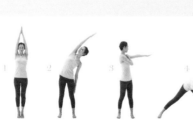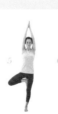

1　2　3　4　5　6　7　8

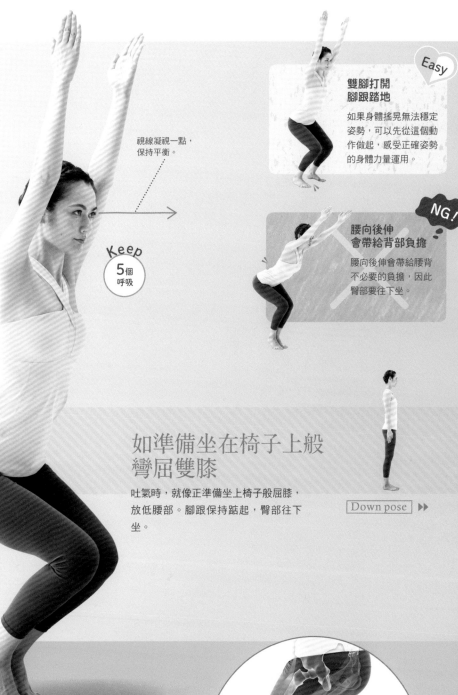

雙腳打開
腳跟踏地

如果身體搖晃無法穩定
姿勢,可以先從這個動
作做起,感受正確姿勢
的身體力量運用。

NG!

腰向後伸
會帶給背部負擔

腰向後伸會帶給腰背
不必要的負擔,因此
臀部要往下坐。

視線凝視一點,
保持平衡。

Keep

5個
呼吸

如準備坐在椅子上般
彎屈雙膝

吐氣時,就像正準備坐上椅子般屈膝,
放低腰部。腳跟保持踮起,臀部往下
坐。

Down pose ▶▶

Easy

腳跟踏地也同
樣有效!

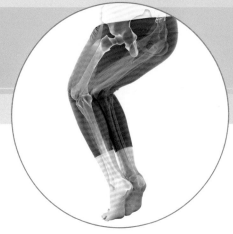

重點部位 Focus
緊實
下半身肌肉

此體式會刺激到大腿前方的股四頭肌 & 大腿後方的
大腿後肌 & 小腿等整條腿的肌肉。除了能增強下半
身肌力之外,也能有效地緊實腿部至臀部的線條。

在緩慢轉動脖子的過程中，具有舒緩緊張，穩定心神的效果。由於有極佳的安眠功效，建議在睡前修習。

安定心神

至上身印
Brahma Mudra

[Preparation] ▶▶

重點部位Focus
消除頸部僵硬
一旦胸鎖乳突肌變得僵硬，也會造成精神上的壓迫。所以請緩慢伸展來進行放鬆。

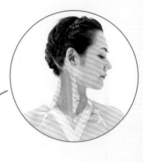

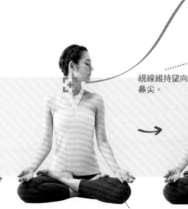

視線維持望向鼻尖。

穩定身體底座。

× 3 回合

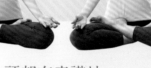

頭部緩慢地輪流轉向單側

視線望向鼻尖，開始轉頭。轉到極限時，視線望向後方，維持姿勢2秒。然後視線望回鼻尖，轉向前方。

🔄 換邊重複同樣動作。

頭部有意識地上下活動

抬頭時，視線望向鼻尖。低頭時，視線望向眉間，並保持挺胸，讓下巴靠近胸部。

Petit Column
你了解自己的心理狀態嗎!?

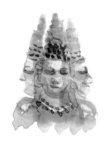

梵天神是印度教的三大神之一，掌管宇宙創造。至上身印象徵著這位擁有四張臉的梵天神。伸展頸部周圍的動作，其實很適合檢測心靈狀態。脖子、下巴和眼周等頭臉部位，容易顯示出因慢性壓力所導致的肌肉緊繃。你是否也曾感受過當因心事及煩惱而忐忑不安，或情緒亢奮使內心感到波濤洶湧時，頸部變得難以轉動的情形呢？運用至上身印慢慢放鬆頸部，不僅能讓心情恢復平靜，疲勞也會一掃而空。此外，也有助於舒眠入睡的效果，所以也推薦在睡前修習。

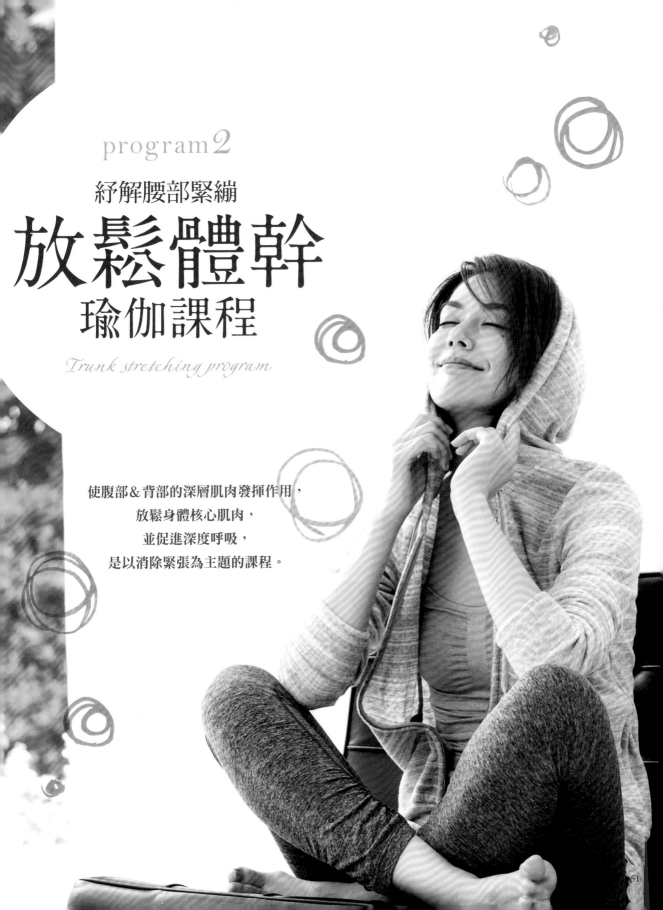

program2

紓解腰部緊繃

放鬆體幹
瑜伽課程

Trunk stretching program

使腹部&背部的深層肌肉發揮作用，
放鬆身體核心肌肉，
並促進深度呼吸，
是以消除緊張為主題的課程。

program 2

紓解腰部緊繃
放鬆體幹瑜伽課程
Trunk stretching program

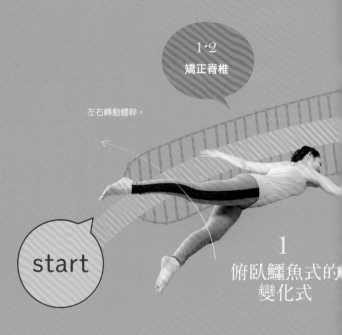

1·2
矯正脊椎

左右轉動體幹。

start

1
俯臥鱷魚式的
變化式

先放鬆背部，再挑戰提高體幹力量的體式!

前半段的體式重點在於放鬆脊椎、伸展胸部及肩膀，身體作好準備之後，再來挑戰完全活動到身體核心肌肉的平衡體位法吧！為了紓緩腰背不適症狀，本課程以伸展動作促進血液循環，並有效提升肌力。大幅度背彎＆拱起胸部的動作，則有消除胸口鬱悶及堵塞感的效果。

Cool
Down

以調息法
平緩心靈。

7
勝利
呼吸法

※串聯體式課程結束後，接續
　5分鐘以上的大休息式
　（P.26），使呼吸平緩寧
　靜，以提升課程效果。

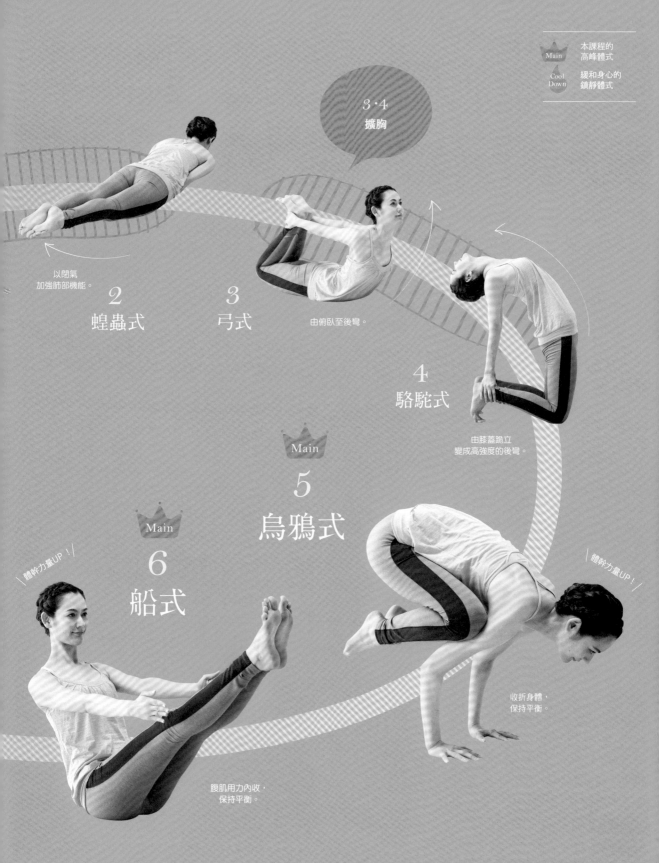

3·4
擴胸

以閉氣
加強肺部機能。

2
蝗蟲式

3
弓式

由俯臥至後彎。

4
駱駝式

由膝蓋跪立
變成高強度的後彎。

Main
5
烏鴉式

Main
6
船式

體幹力量UP！

體幹力量UP！

收折身體，
保持平衡。

腹肌用力內收，
保持平衡。

53

逐步
放鬆腰部

DVD 2-1 俯臥鱷魚式的 變化式

Makarasana(Variation)

從俯臥鱷魚式（P.26）開始，接續上抬腿部＆扭轉體幹的體式。可刺激骨盆周圍血液循環，慢慢舒緩身體的緊繃痠痛，並有效地伸展腰部深層肌肉。

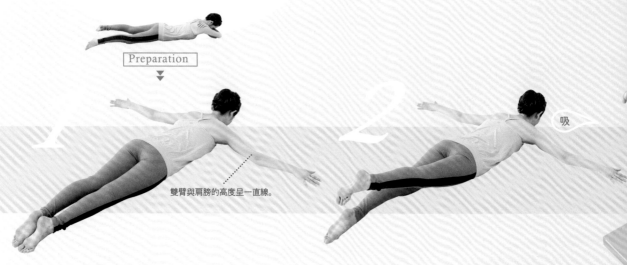

Preparation

雙臂與肩膀的高度呈一直線。

吸

雙腳併攏 雙臂一字打開

保持腳跟到腳尖併攏，雙臂一字打開。手掌朝下，下巴貼地。

單腳離地抬起

吸氣時，右腳離地抬起。膝蓋後側保持伸展。

program 2

紓解腰部緊繃
放鬆體幹
瑜伽課程

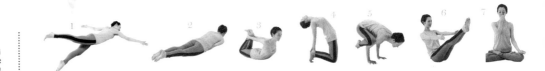

屈膝就無法獲得功效

本體式的重點在於藉由確實地
伸展膝蓋後側,才能帶動背部
深層部位進行轉體。

腳不用抬很高。

視線望向指尖。

Keep
5個
呼吸

Down pose ▶▶

Easy

如果腰部出現
不適感,讓腳
尖點地也OK!

雙腳交叉
扭轉脊椎

吐氣時,右腿緩慢轉向左側。臉面向右
側,望向右手指尖。

↻ 回復至動作 1,換邊重複相同動作。

重點部位 Focus
刺激脊椎兩側的
神經根

藉由扭轉脊椎刺激脊椎兩側的神經根。本體式不僅能提
高脊椎&腰部周圍的柔軟度,也具有消除痠痛緊繃&排
毒的效果。在意識到自我身體左右異性的情況下練習
本體式,還能矯正身體的歪斜。

刺激肺部
活化
呼吸器官機能

蝗蟲式
Salabhasana

俯臥在地板上,將雙腿向上抬起。藉由閉氣＆上抬雙腳可增強肺部機能,並鍛鍊大腿後方及臀部,美化身體背面曲線。

⚠ 有心臟＆肺部疾病,腰部嚴重病痛及高血壓患者請勿修習。

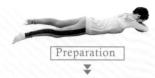

Preparation

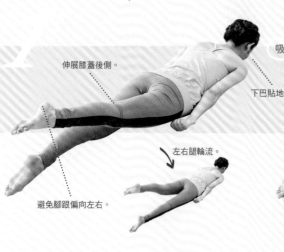

伸展膝蓋後側。

下巴貼地。 吸

左右腿輪流。

避免腳跟偏向左右。

吐

雙臂置於身體兩側
輪流抬起單腳

以單腳蝗蟲式為預備姿勢。手臂置於體側,手掌朝上,左右腿併攏。吸氣時抬起右腿,吐氣時放下。然後換左腿重複相同動作。

雙手握拳
抵住大腿根部

掌心朝上輕輕握拳,置於身體下方。手肘以下部位放在身體下方,雙拳抵住大腿根部。

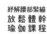

program2

紓解腰部緊縮
放鬆體幹
瑜伽課程

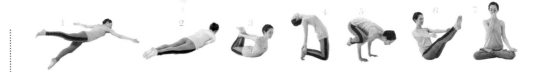

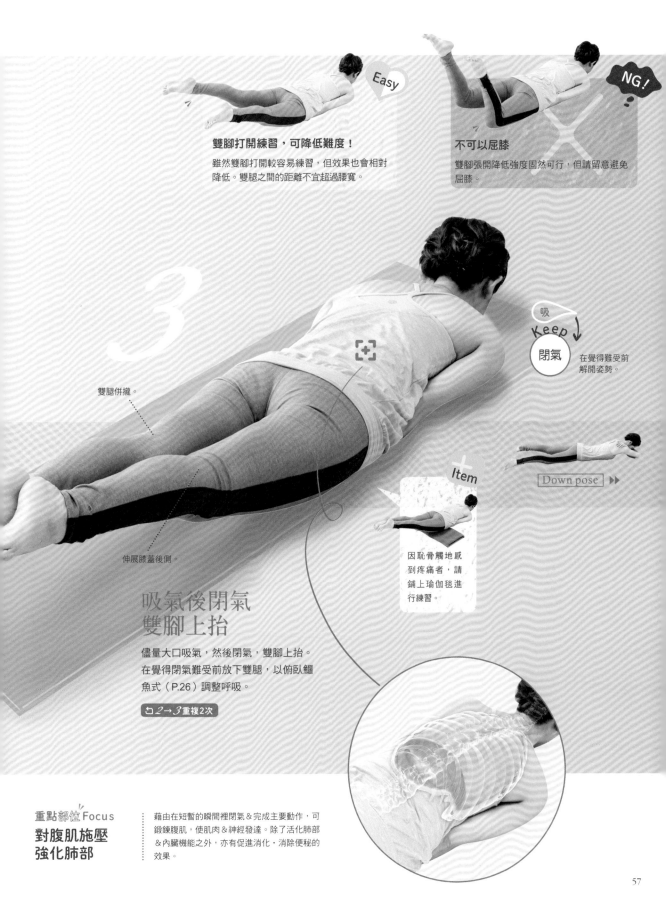

Easy

雙腳打開練習，可降低難度！
雖然雙腳打開較容易練習，但效果也會相對
降低。雙腿之間的距離不宜超過腰寬。

NG！

不可以屈膝
雙腳張開降低強度固然可行，但請留意避免
屈膝。

3

雙腿併攏。

吸
Keep ↓
閉氣
在覺得難受前
解開姿勢。

伸展膝蓋後側。

Item

Down pose ▶▶

因恥骨觸地感
到疼痛者，請
鋪上瑜伽毯進
行練習。

吸氣後閉氣
雙腳上抬

儘量大口吸氣，然後閉氣，雙腳上抬。
在覺得閉氣難受前放下雙腿，以俯臥鱷
魚式（P.26）調整呼吸。

↩ 2→3 重複2次

重點部位Focus
對腹肌施壓
強化肺部

藉由在短暫的瞬間裡閉氣＆完成主要動作，可
鍛鍊腹肌，使肌肉＆神經發達。除了活化肺部
＆內臟機能之外，亦有促進消化・消除便秘的
效果。

提升
腎上腺機能

DVD
2-3
弓式
Dhanurasana

如弓弦般上抬身體的姿勢，雙臂
＆雙腿分別朝前後伸展的動作將
使脊椎變得柔軟。但由於會刺激
腎上腺，使交感神經處於優位，
因此最好避免在睡前修習。

⚠ 有脊椎相關病痛者請勿修習。

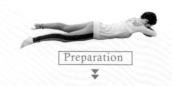

Preparation

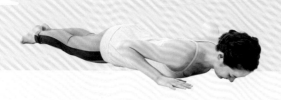

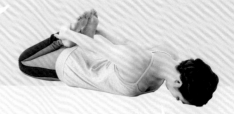

吐

額頭貼地
雙腿併攏

雙手及額頭貼地，雙腿儘量併攏。

屈膝
雙手抓握腳踝

額頭保持貼地，雙手分別抓住腳踝。
先維持這個姿勢，調整呼吸。

program 2

紓解腰部緊繃
放鬆體幹
瑜伽課程

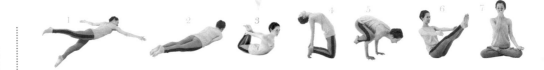

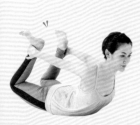

Easy

雙腳微微打開
有助於後彎

膝蓋稍微打開，身體
會更容易上挺。腳掌
儘量朝上

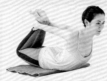

Item

因恥骨壓地感到疼痛者，請
鋪上瑜伽毯進行練習。

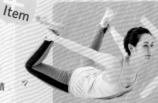

NG！

膝蓋
不可張得太開

雙腿距離太開，將無
法達到伸展身體正面
的效果。雙膝的間距
不得超過肩寬。

雙腿儘量併攏。　　伸展手肘。

肩膀往後，
充分擴胸。

Keep
5個
呼吸

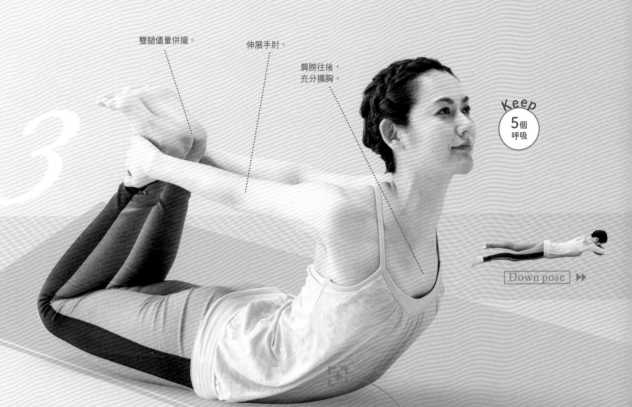

Down pose ▶▶

3

上半身&下半身
同時上挺

吸氣時，雙腳往後踢般與胸部同時上
挺。雙腳&雙臂分別朝前後伸展，使全
身呈後彎的姿勢。

↩ 2→3 重複2次

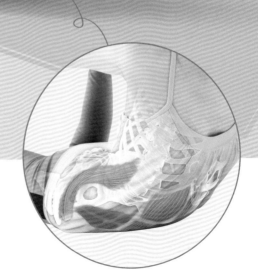

重點部位 Focus
伸展
身體正面

本體位法不僅可鍛鍊身體背面，也能有效地伸展腹直
肌等身體正面的肌肉。請有意識的伸展胸部以下，自
下腹部開始至大腿根部&大腿前側的肌肉。此外，就
連身體深層部位的髂腰肌也能得到伸展。

伸展胸部＆
肩膀周圍
改善駝背

伸展身體正面肌肉的高強度後彎體位法。由於擴展肩膀＆胸部可美化站姿，很適合用來矯正駝背。此外，透過刺激背部的動作，也有提神醒腦的功效。

⚠ 腰部＆頸部有病痛，高血壓患者，偏頭痛＆失眠者請勿修習。

DVD 2-4 駱駝式
Ustrasana

Preparation ▶▶

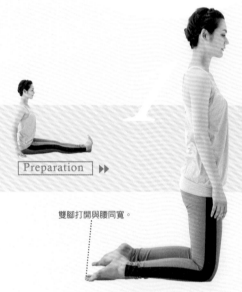

雙腳打開與腰同寬。

從四足跪姿
變成屈膝跪立

以手杖式（P.27）為預備姿勢，先雙腳屈膝交叉後雙膝撐地，將雙手貼地於膝前呈四足跪姿，再立起上半身呈膝蓋跪地姿勢。

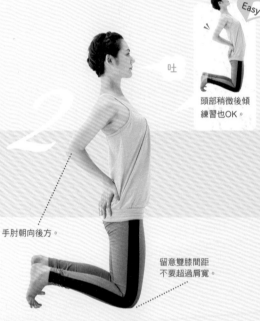

Easy

吐

頭部稍微後傾練習也OK。

手肘朝向後方。

留意雙膝間距不要超過肩寬。

腳尖踮起
雙手扠腰

腳趾立起抵住地板。手指尖朝下雙手扠腰，將臀部按低，胸部上挺。

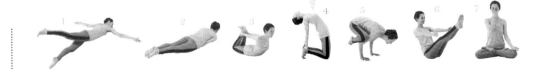

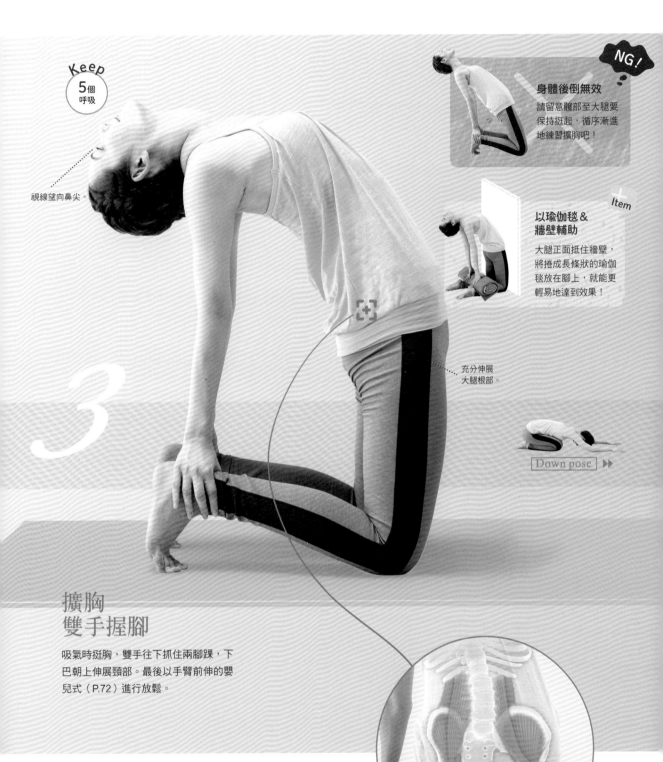

Keep
5個
呼吸

視線望向鼻尖。

NG !

身體後倒無效
請留意髖部至大腿要
保持挺起，循序漸進
地練習擴胸吧！

**以瑜伽毯＆
牆壁輔助**

Item

大腿正面抵住牆壁，
將捲成長條狀的瑜伽
毯放在腳上，就能更
輕易地達到效果！

充分伸展
大腿根部。

Down pose ▶▶

3

擴胸
雙手握腳

吸氣時挺胸，雙手往下抓住兩腳踝，下
巴朝上伸展頸部。最後以手臂前伸的嬰
兒式（P.72）進行放鬆。

重點部位 Focus
**強化腰部
肌肉群**

本體位法會伸展到骨盆周圍的深層肌肉——髂腰肌＆
腰方肌。髂腰肌僵硬收縮，會導致骨盆前傾，使姿勢
惡化＆內臟下垂。特別推薦在長時間久坐後，想伸展
髖關節周圍時練習。

緊實上臂
及肩膀周圍

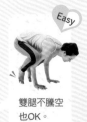

Easy

DVD 2-5 烏鴉式
Bakasana

本體式動作是模仿站立的烏鴉，除了講求上臂＆肩膀周圍的肌力，彎腿騰空時也會用到腹肌的力量。訣竅在於胸口內縮，避免不必要的用力。

⚠ 腕隧道症候群患者＆孕婦請勿修習。

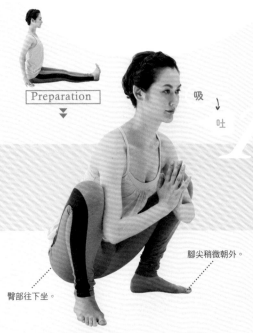

Preparation

吸 ↓
吐

1

腳尖稍微朝外。

臀部往下坐。

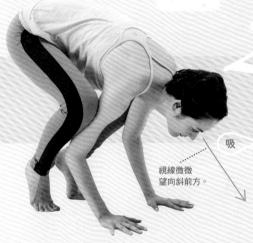

雙腿不騰空也OK。

2

吸

視線微微望向斜前方。

雙腿屈膝
大幅度打開蹲下

做出深蹲動作後，雙手於胸前合掌。手肘置於膝蓋內側，手肘抵住膝蓋。此預備姿勢又稱為花環式。

雙手撐地
腳跟騰空離地

雙手於腳尖前方撐地，雙腳尖平行指向前方，腳跟踮起。臀部緩緩上抬，膝蓋靠近腋下。

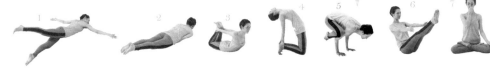

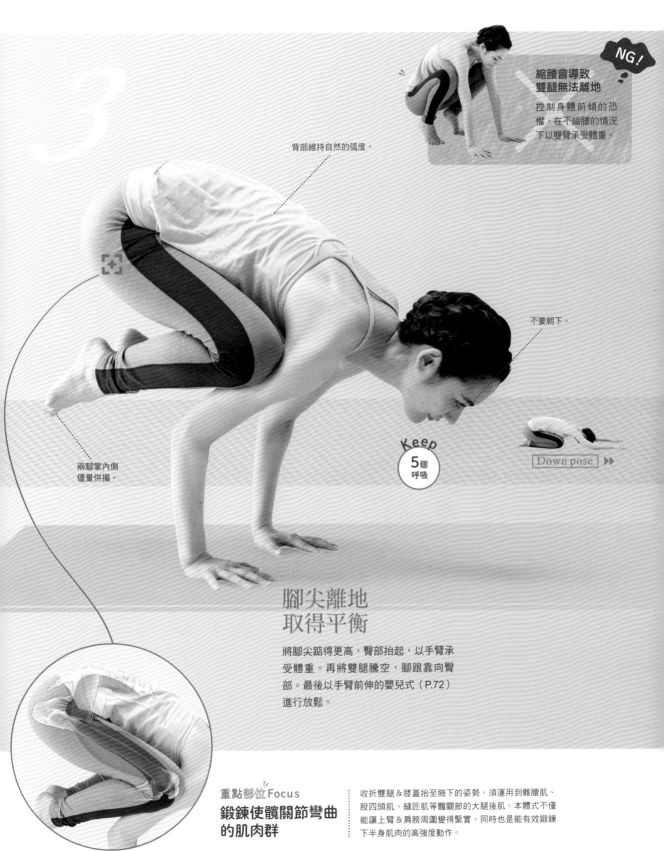

背部維持自然的弧度。

**縮腰會導致
雙腿無法離地**

控制身體前傾的恐
懼，在不縮腰的情況
下以雙臂承受體重。

不要朝下。

兩腳掌內側
儘量併攏。

Keep
5個
呼吸

Down pose ▶▶

腳尖離地
取得平衡

將腳尖踮得更高，臀部抬起，以手臂承
受體重。再將雙腿騰空，腳跟靠向臀
部。最後以手臂前伸的嬰兒式（P.72）
進行放鬆。

重點部位Focus
**鍛鍊使髖關節彎曲
的肌肉群**

收折雙腿＆膝蓋抬至腋下的姿勢，須運用到髂腰肌、
股四頭肌、縫匠肌等髖關節的大腿後肌。本體式不僅
能讓上臂＆肩膀周圍變得緊實，同時也是能有效鍛鍊
下半身肌肉的高強度動作。

緊實腹部

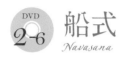

船式
DVD 2-6
Navasana

讓身體側面維持V字形的姿勢，修習時必須收緊下腹部來保持平衡。挺直腰部練習是一大重點。

⚠ 經期時&孕婦請勿修習。

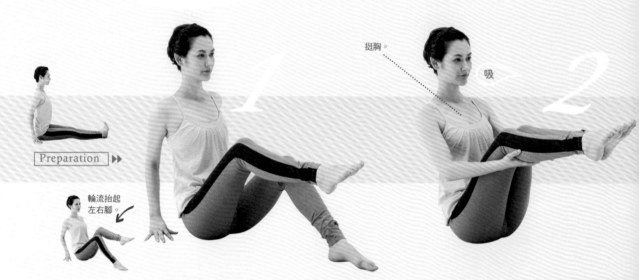

Preparation ▶▶

輪流抬起左右腳。

挺胸。

吸

1
屈膝坐地 單腳上抬

雙腳屈膝坐地，雙手放在臀部旁，身體稍微後傾，下腹部內收。先讓單腳輪流上抬，作好準備。

2
雙腿上抬 使小腿與地面平行

吸氣時扶住小腿，抬至與地面平行。以左右坐骨保持平衡，身體不要後傾。視線望向前方。

program 2

紓解腰部緊繃
放鬆體幹
瑜伽課程

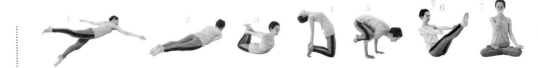

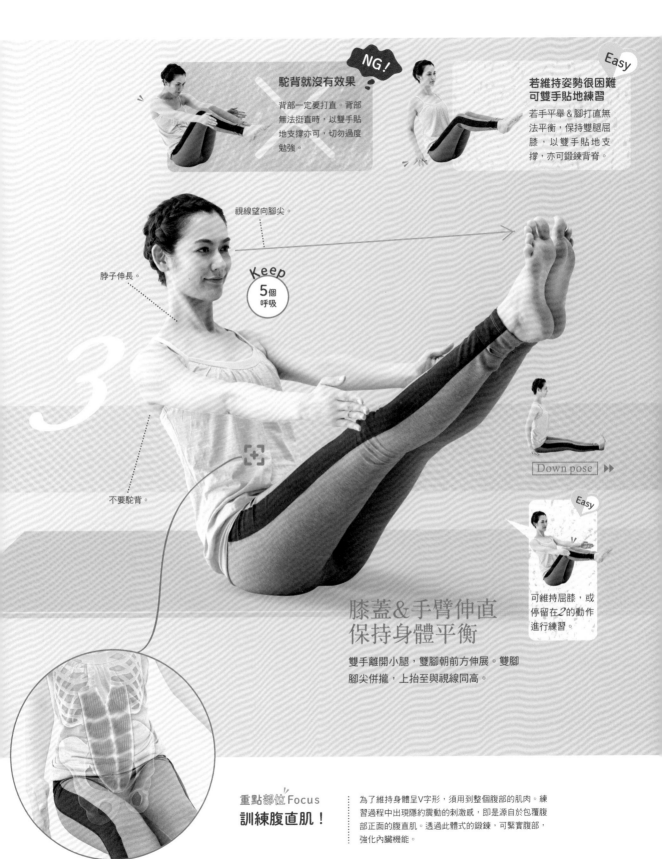

駝背就沒有效果

背部一定要打直。背部
無法挺直時,以雙手貼
地支撐亦可,切勿過度
勉強。

若維持姿勢很困難
可雙手貼地練習

若手平舉&腳打直無
法平衡,保持雙腿屈
膝,以雙手貼地支
撐,亦可鍛鍊背脊。

視線望向腳尖。

脖子伸長。

Keep
5個
呼吸

不要駝背。

Down pose ▶▶

可維持屈膝,或
停留在2的動作
進行練習。

膝蓋&手臂伸直
保持身體平衡

雙手離開小腿,雙腳朝前方伸展。雙腳
腳尖併攏,上抬至與視線同高。

重點部位 Focus
訓練腹直肌!

為了維持身體呈V字形,須用到整個腹部的肌肉。練
習過程中出現隱約震動的刺激感,即是源自於包覆腹
部正面的腹直肌。透過此體式的鍛鍊,可緊實腹部,
強化內臟機能。

頭腦清明

勝利呼吸法
Ujjayi Pranayama

鎮定思緒，抑止壓力的調息法。喉嚨收緊發出清擦音，重複以雙鼻孔吸氣→左鼻孔吐氣。

| Preparation |

Zoom Up!

彎折中指＆食指。一定要以右手壓住鼻孔。

確實壓住鼻翼。

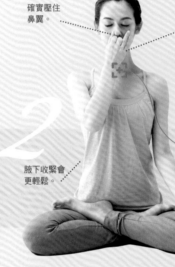

腋下收緊會更輕鬆。

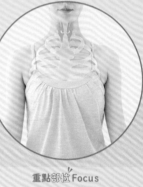

重點部位Focus
消除頸部僵硬

呼吸時，有意識地收緊聲門及抬起胸骨，讓肺部充滿空氣。

吸 ： 吐 = 1：2

收緊喉嚨，從兩鼻孔吸氣4拍。右手拇指壓住右鼻孔，從左鼻孔吐氣8拍。

不要搗鼻		拇指壓住右鼻孔		
從兩鼻孔		從左鼻孔		⑦ 回合
吸	4 拍	→ 吐	8 拍	×

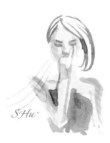

Petit Column
任何人都能練習的調息法

　　勝利呼吸法是任何人都可隨時進行的高安全性調息法（P.20）。無論是在休息時間或活動中的片刻，只要抽點時間練習就OK！除了提高集中力、重整＆淨空頭腦之外，對於舒緩鼻塞及喉嚨不適，緩解脖子以上部位的不適症狀尤其有效。

　　本調息法的重點特徵在於縮緊聲門會發出「嘶──」的清擦音，但也不能因發不出清擦音而讓自己分神。以鼻子發出清擦音是錯誤的作法。有意識地保持規律節奏，正確地呼吸，就能享受到深度放鬆、鎮靜身心的感受。

SHu-

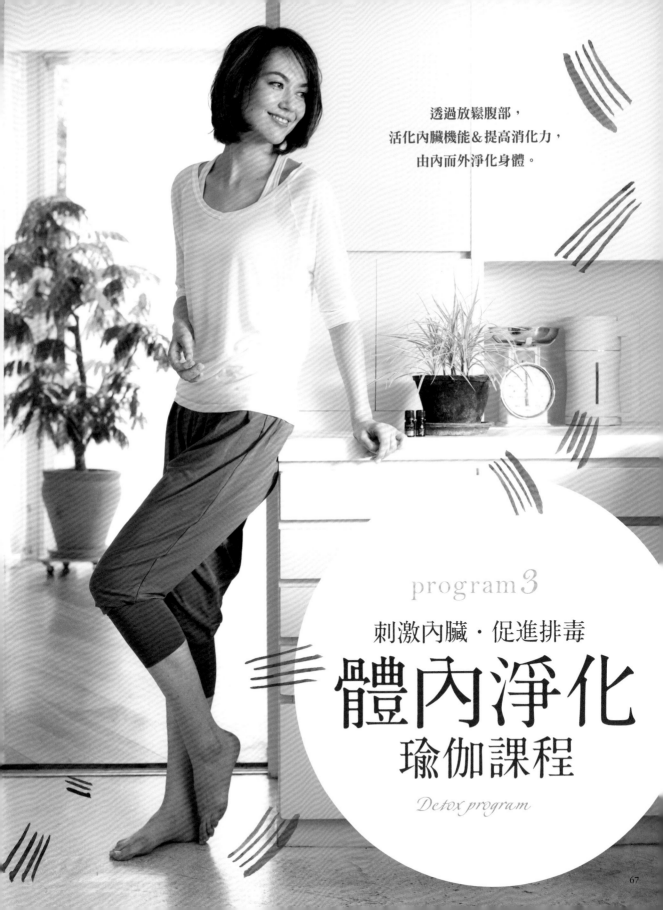

透過放鬆腹部，
活化內臟機能＆提高消化力，
由內而外淨化身體。

program 3

刺激內臟・促進排毒

體內淨化
瑜伽課程

Detox program

program3 22'37"

刺激內臟・促進排毒
體內淨化
瑜伽課程
Detox program

start

上下活動脊椎
使身體甦醒

1
貓式

維持內臟健康
從體內開始排毒

藉由刺激、放鬆腹部的動作，活化內臟機能。本課程適合暴飲暴食導致腸胃疲憊、出汗及排泄等代謝不良、身體沉重乏力的時候練習。練習後會促進體內毒素排出體外，對於改善食慾不振＆舒緩過敏反應亦有功效。

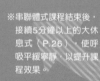

Active

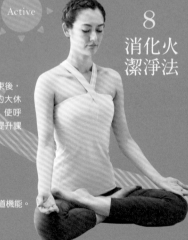

8
消化火
潔淨法

※串聯體式課程結束後，接續5分鐘以上的大休息式（P.26），使呼吸平緩寧靜，以提升課程效果。

活化腸道機能。

1·2
Main 預備動作

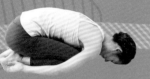

休息，
調整呼吸。

2
嬰兒式

Main

\ 放鬆腹部 /

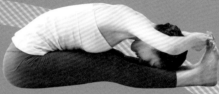

伸展背部，
放鬆腹部。

3
坐姿
前彎式

Main

轉體，
活化內臟機能。

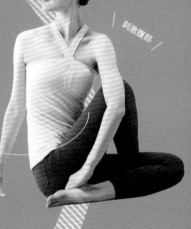

\ 刺激腹部 /

4
半魚王式

5
金剛坐姿

再次調整呼吸。

Main

6
仰臥
金剛坐式

Cool
Down

7
瑜伽
身印

放鬆內臟。

休息放鬆。飯後練習也OK！

\ 消化力UP！/

69

按摩
背部&腹部

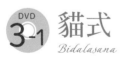

DVD 3-1 貓式
Bidalasana

如貓咪般重複上拱＆下凹背脊。
練習時要意識到呼吸與動作間的
連動，吸氣時下凹背脊，吐氣時
向上拱背。此體式極適合作為熱
身的準備動作。

Preparation

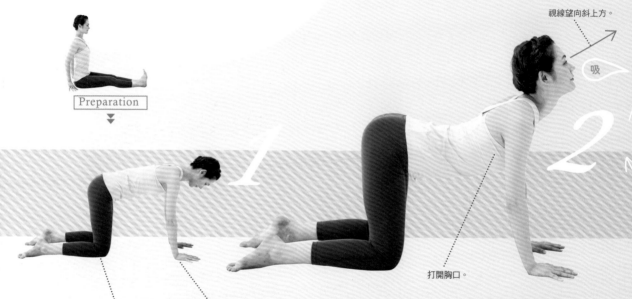

視線望向斜上方。

吸

打開胸口。

膝蓋在髖關節下方。　手腕在肩膀下方。

採四足跪姿

以手杖式（P.27）為預備姿勢，先雙腳
屈膝交叉後雙膝撐地，將雙手貼地於膝
前呈四足跪姿。雙手與肩同寬，雙腳與
髖部同寬。

吸氣時
背脊下凹

吸氣時，背脊下凹。胸口＆視線朝向斜
上方，進行緩慢且舒適的擴胸。

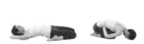

program 3

刺激內臟
促進排毒

體內淨化瑜伽課程

1　　2　　3　　4　　5　　6　　7　　8

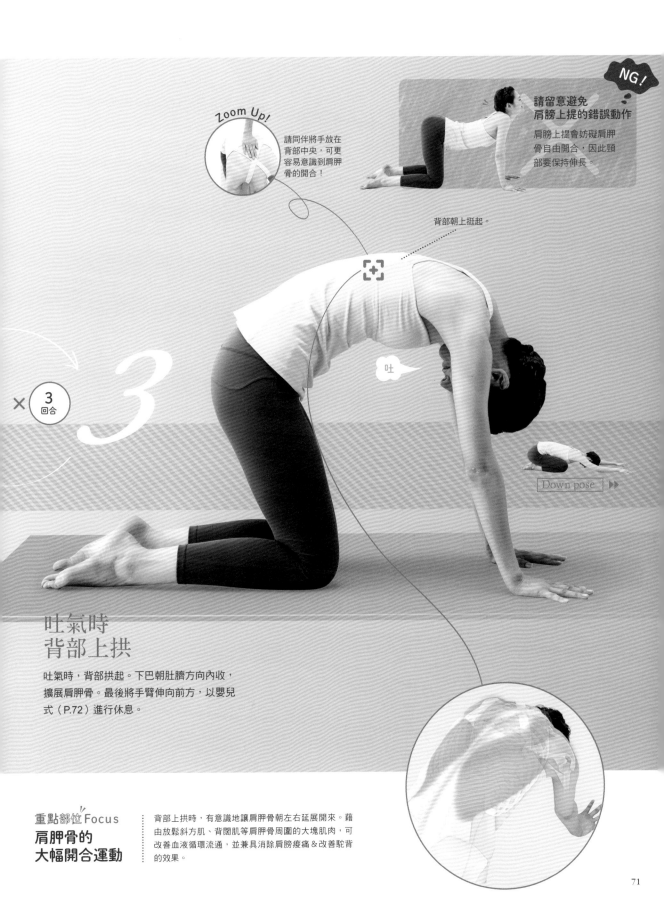

Zoom Up!

請同伴將手放在背部中央,可更容易意識到肩胛骨的開合!

NG!

請留意避免
肩膀上提的錯誤動作

肩膀上提會妨礙肩胛骨自由開合,因此頸部要保持伸長。

背部朝上挺起。

吐

×　③回合

3

Down pose ▶▶

吐氣時
背部上拱

吐氣時,背部拱起。下巴朝肚臍方向內收,
擴展肩胛骨。最後將手臂伸向前方,以嬰兒
式(P.72)進行休息。

重點部位 Focus
**肩胛骨的
大幅開合運動**

背部上拱時,有意識地讓肩胛骨朝左右延展開來。藉
由放鬆斜方肌、背闊肌等肩胛骨周圍的大塊肌肉,可
改善血液循環流通,並兼具消除肩膀痠痛&改善駝背
的效果。

71

使頭腦&身體消除疲勞

令人心情舒暢的放鬆體式。適合在後彎體位法後，或身體背面伸展完畢後練習，讓身體休息。放掉上半身的全部力量，將身體交給重力，自然放鬆吧！

⚠ 孕婦&有腹瀉或膝蓋疼痛等症狀時，請勿修習。

DVD 3-2 嬰兒式
Balasana

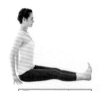

Preparation

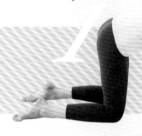

視線稍微望向前方。

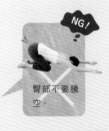

NG!

臀部不要騰空。

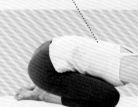

充分伸展脊椎&體側

吐

採四足跪姿

以手杖式（P.27）為預備姿勢，先雙腳屈膝交叉後雙膝撐地，將雙手貼地於膝前呈四足跪姿。雙手與肩同寬，雙腳與髖部同寬。

臀部坐在腳跟上

雙腳拇趾併攏。吐氣時，臀部坐在腳跟上，慢慢伸展上半身。

※練習完後彎體位法後，以本狀態放鬆也OK。但如果肩膀不想出力，建議以步驟3的姿勢進行放鬆。

---

program 3

刺激內臟
促進排毒

體內淨化瑜伽課程

1 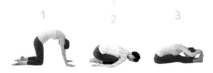 2 3 4 5 6 7 8

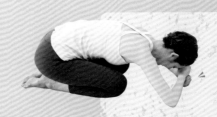

Easy

**雙手握拳交疊
額頭貼放在拳頭上**

雙手輕輕握拳疊起，
額頭抵靠拳頭。可藉
此穩定頭部血流，達
到平心靜氣的效果。

雙手放在體側
自然放鬆

雙手放在身體兩側，掌心朝上。額頭輕
輕貼地，將體重移往臀部。上半身逐漸
放鬆不出力。

3

讓肩胛骨擴展開來，
肩膀放鬆不用力。

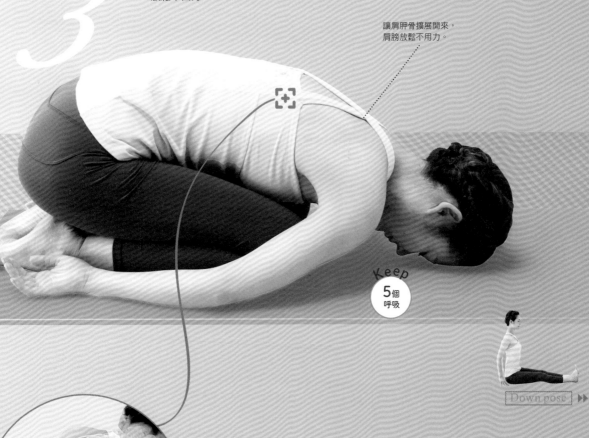

Keep
5個
呼吸

Down pose ▶▶

重點部位Focus
擴展胸膛
讓空氣進入肺部

以嬰兒式放鬆全身＆進行深呼吸，便能明顯感覺到
背部隨著空氣的出入而上下起伏。擴胸時，想像空
氣抵達肺部後方的畫面，觀照自我的呼吸吧！

提升消化力

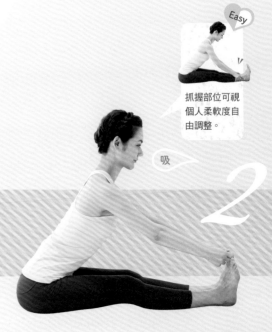

將身體對折前彎，伸展背部。本體式可放鬆脊椎，為自律神經帶來良好影響，同時也能適度刺激腹部深層肌肉。

⚠ 有慣性便秘＆胃潰瘍等症狀請勿修習。

坐姿前彎式
DVD 3-3
Paschimottanasana

Easy

抓握部位可視個人柔軟度自由調整。

Preparation
▼

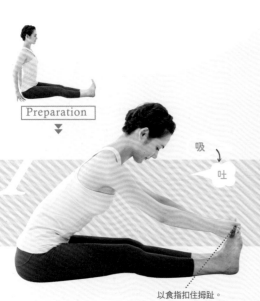

1

吸

吐

以食指扣住拇趾。

2

吸

食指扣住拇趾

雙膝伸直，大腿後側保持推地的力量。先吸一口氣；吐氣時，身體從髖關節開始前傾，雙手食指扣住拇趾。

打開胸口 身體挺直

吸氣時擴胸，抬頭挺直身體，肩膀向後拉伸。

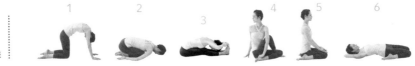

program 3
刺激內臟
促進排毒
體內淨化瑜伽課程

1 2 3 4 5 6 7 8

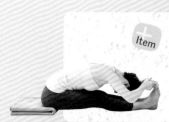

Item

以瑜伽毯為底座 藉此穩定身體

如果骨盆會後翹，可以鋪上瑜伽毯墊高腰部位置。

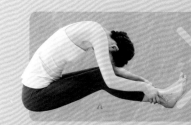

NG！

屈膝就無法 有效伸展

一旦屈膝＆腰背圓拱，就伸展不到背部。若覺得動作吃力，建議墊坐在瑜伽毯上進行。

3

呼吸時，想像空氣吸入背部的畫面。

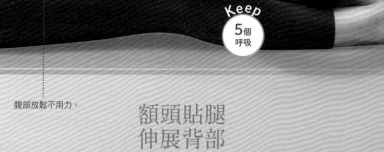

Keep **5個 呼吸**

腹部放鬆不用力。

額頭貼腿 伸展背部

緩緩吐氣並前傾上半身，將額頭貼在腳上。手肘儘量朝兩側打開，耳朵遠離肩膀。

Down pose ▶▶

重點部位 Focus 按摩內臟

下腹部內收的動作，可適度按摩到胃、肝臟、膀胱等臟器。臟器僵硬至某個程度，就會造成機能停擺，成為血液循環惡化與呼吸滯礙的原因。請藉此體式放鬆臟器的僵硬吧！

促進
自然排便

改善左右身體平衡，矯正脊椎及內臟位置。可有效舒緩腰部及背部疼痛。轉體動作也有助於刺激腸道，使排便順暢。對於舒緩經痛亦有效果。

⚠ 脊椎極度僵硬者＆孕婦請勿修習。

DVD
3-4 半魚王式
Ardha Matsyendrasana

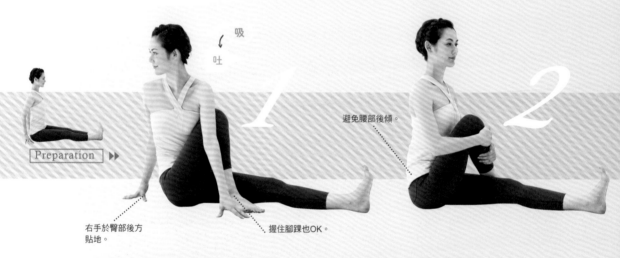

吸
吐

1

Preparation ▶▶

右手於臀部後方
貼地。

握住腳踝也OK。

2

避免腰部後傾。

以單腳伸展的扭轉
為預備動作

右膝立起＆以雙手抱膝朝胸口靠近。左臂抵住右膝外側，左手放在右腳旁。吸氣並挺直身體，接著吐氣，身體往右扭轉。

雙腿交叉
膝蓋向後拉

以雙手將膝蓋向後拉，立起的右膝與伸直的左腳呈交叉狀，身體挺直。

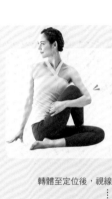

Easy

**可單手抱膝
減輕負擔**

若手臂無法抵住膝
蓋，可改以單手環抱
膝蓋，切勿過度勉
強。

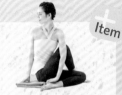

Item

以瑜伽毯穩定坐骨也OK。

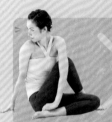

NG！

**切忌
只轉頭＆沒擴胸！**

請從肩膀開始轉體＆
保持打開胸口。並避
免聳肩以致上半身僵
硬。

轉體至定位後，視線望向後方。

**Keep
5個
呼吸**

兩鎖骨往左右兩
邊展開。

**雙腳屈膝
進行轉體**

左腿屈起，左腳跟貼放在右臀旁。左臂
壓住右膝外側，握住左腳。吐氣時身體
轉向右邊。停留一段時間後，身體轉回
正面，調整呼吸。

↻ 回復至動作 ✔，換邊重複相同動作。

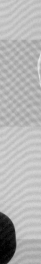

Down pose ▶▶

3

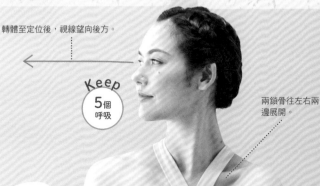

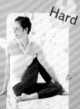

Hard

握住右腳踝，
提高動作強度！

右手於臀部後方
貼地。

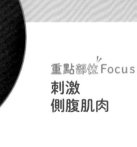

重點部位 Focus

**刺激
側腹肌肉**

轉體動作會刺激到從肋骨下方一路斜向延伸的腹斜
肌。只要強化鍛鍊負責控制腹部內收的腹斜肌，就能
擁有緊實纖細的小蠻腰。

使內臟
獲得休息

雙腳跪地，臀部坐在腳跟之間的坐姿體位法。本姿勢可刺激到掌管消化的經絡之氣所運行的通道，健全消化系統，改善消化不良＆腹脹。

⚠ 膝蓋＆腳踝病痛患者請勿修習。

DVD 3-5 金剛坐姿
Vajrasana

Preparation
↓

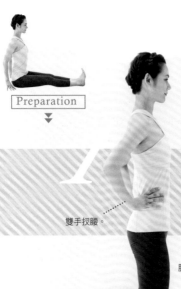

1

雙手扠腰。

膝蓋打開與腰同寬。

屈膝跪立
雙手扠腰

以手杖式（P.27）為預備姿勢，先雙腳屈膝交叉後雙膝撐地，將雙手貼地於膝前呈四足跪姿，再立起上半身呈膝蓋跪地姿勢，雙腿平行打開。

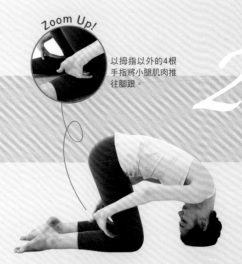

Zoom Up!

以拇指以外的4根手指將小腿肌肉推往腳跟。

2

頭頂貼地
手指放在膝蓋後方

頭頂緩緩貼地，拇指以外的4根手指插放在膝蓋後側，將小腿肌肉推往腳跟，加大膝蓋後方的空間。

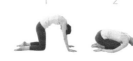

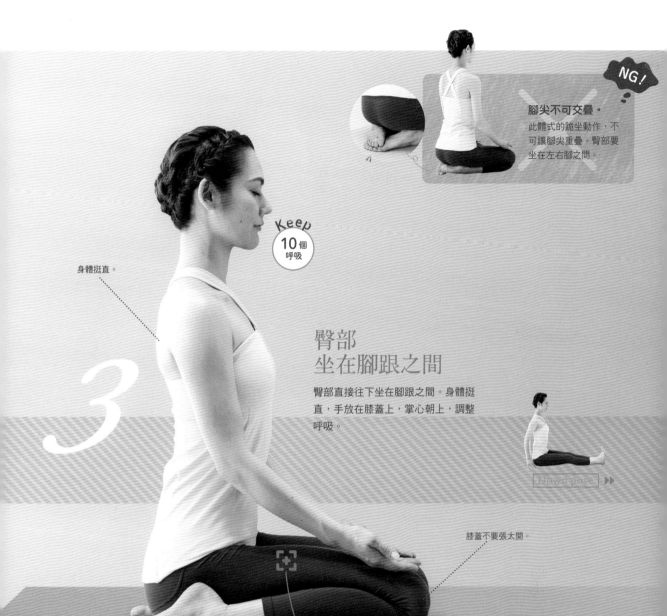

腳尖不可交疊。
此體式的跪坐動作，不
可讓腳尖重疊。臀部要
坐在左右腳之間。

身體挺直。

Keep
10 個
呼吸

臀部
坐在腳跟之間

臀部直接往下坐在腳跟之間。身體挺
直，手放在膝蓋上，掌心朝上，調整
呼吸。

Down pose ▶▶

膝蓋不要張太開。

小趾儘量外張。

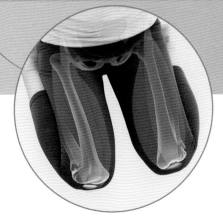

重點部位 Focus
伸展大腿！

本姿勢可以伸展大腿正面的股四頭肌。股四頭肌從髖
關節一路延伸到膝蓋，是相當大塊的肌肉，也是日常
生活中容易囤積疲勞的部位。請在股四頭肌的疲勞轉
移到腰及背部之前，就搶先消除僵硬吧！

伸展
髖關節&腹部

從金剛坐姿變成上半身後倒的姿勢。練習後會感到相當放鬆&心平氣和。由於可促進消化系統機能，於飯後修習也OK。

⚠ 腰、膝蓋、腳踝病痛患者請勿修習。

DVD 3-6 仰臥金剛坐式
Supta Vajrasana

Preparation
⬇

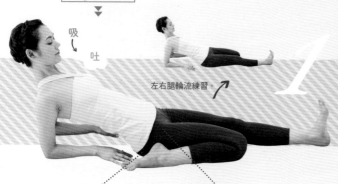

吸 ↘
吐

左右腿輪流練習。↗

吸 ↘
吐

腹部放鬆不用力。

左右坐骨貼地。

感受大腿根部的伸展。

1

2

為半仰的金剛坐姿 進行預備動作

右腳後彎，腳尖朝向正後方，雙手在後方撐地。挺胸，手肘慢慢觸地。改以左腳重複相同動作。

從金剛坐姿 進行至半仰的位置

從手杖式（P.27）慢慢轉變為金剛坐姿（P.78）。雙手向後撐地，保持打開胸口，再使手肘緩緩貼地。

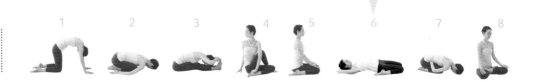

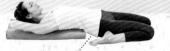

在腰部下方製造空間。

將瑜伽毯墊在背後

在頭部至背部下方鋪瑜伽毯，不僅輕鬆許多，還能增加放鬆效果！

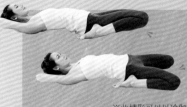

NG!

膝蓋離地&打開都不行

上半身後倒時，一旦發現膝蓋離地或打開，請停止後倒。

※此情形可以以瑜伽毯輔助練習，或停留在動作2即可。

3

Keep
5個
呼吸

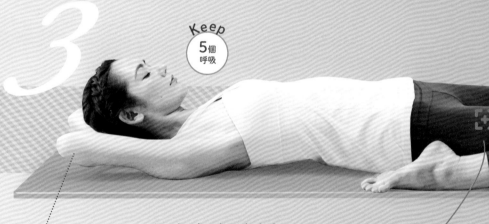

採用雙手上下抱臂的方式也OK！

上半身向後倒
雙手於頭頂交叉

上半身後躺在地面上，雙手伸向頭部後方，再分別摸向對側的肩胛骨。將枕骨躺在雙臂上，身體逐漸放鬆。

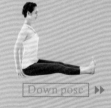

Down pose ▶▶

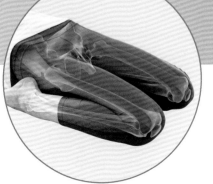

重點部位Focus
腳踝～大腿
均可獲得伸展！

本體式可徹底伸展自腳踝途經膝蓋，一路相連到大腿的所有部位。由於屬於高強度的伸展姿勢，腳踝&膝蓋有病痛時切勿勉強修習。具有矯正骨盆位置，改善O型腿&消除腳部水腫的效果。

讓偏離的
內臟歸位

以拳骨抵住腹部，身體前彎的瑜伽身印。以身體前彎來刺激胸口，使偏離的內臟回歸正確位置。請放鬆身體進行練習吧！

⚠ 高血壓＆慢性頭痛患者請勿修習。

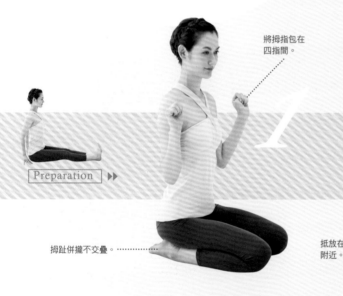

DVD 3-7 瑜伽身印
Yoga Mudra

將拇指包在四指間。

吸

Preparation ▶▶

拇趾併攏不交疊。

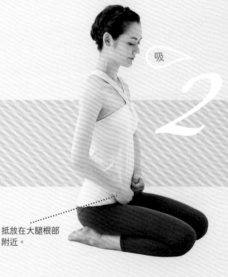

抵放在大腿根部附近。

臀部坐在腳跟上
雙手握拳

以手杖式（P.27）為預備姿勢，雙腳屈膝交叉後，以雙膝撐地跪立，再將臀部坐放在腳跟上。雙手輕輕握拳，拇指包在四指間。

雙手抵住腹部

以輕握的雙拳抵放在肚臍兩側。吸氣，挺直身體。

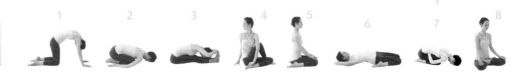

program 3

刺激內臟
促進排毒
體內淨化瑜伽課程

1　2　3　4　5　6　7　8

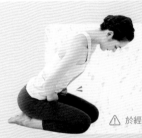

Easy

**若覺得動作太困難
上半身稍微前彎即可**

因腹部壓迫而感到難受時，
請視個人情況調整，稍微前
彎身體即可。

⚠ 於經期練習者，手不要抵放在腹部。

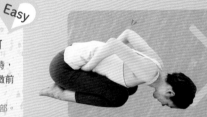

NG！

**手肘上抬
會造成肩膀緊繃**

因手肘上抬會導致肩
胛骨周圍緊繃，請讓
手肘放鬆朝向地面。

上半身前傾
臉部貼近地面

吐氣並前傾上半身，但臀部不要離開腳
跟。當身體與地面平行時，使臉部貼近
地面＆額頭點地，以穩定頭部。

肩胛骨分別朝
左右展開。

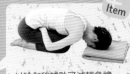

Item

以瑜伽毯輔助可減輕負擔。

3

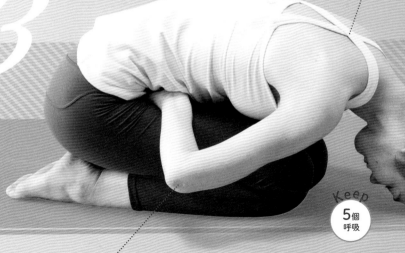

Keep

**5個
呼吸**

手肘放鬆，垂向地面。

Down pose ▶▶

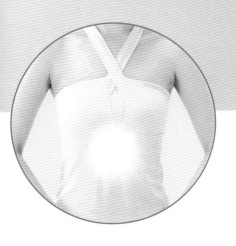

**重點部位Focus
促進第二大腦
發揮作用**

胸口下方分布著自律神經的集合體——太陽神經叢。
太陽神經叢又被稱為第二大腦，是掌管內臟機能自律
神經的集結部位。藉由本體式動作的刺激，可調整賀
爾蒙平衡，讓自己從不安＆緊張的情緒中獲得解放。

消除便秘

DVD 3-8 消化火潔淨法
Agnisara

對腹腔內部施壓，刺激內臟‧神經‧血管系統的淨化法。最適合用來消除便秘。

⚠ 經期中請勿修習。

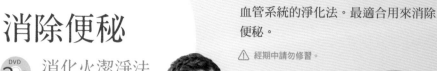

重點部位Focus
刺激腸道
排出毒素

透過刺激腸道活動，將排泄物擠壓到直腸，促進腸道蠕動。

意識集中在肚臍，重複內縮→外推→放鬆。

> Preparation ▶▶

3 回合

將體內氣息吐盡，腹部放鬆不用力。
1. 腹部用力向內縮。
2. 腹部儘量向外推。
3. 放鬆力量（持中）。
保持閉氣，重複進行以上步驟。

吐

1 吐出所有的氣 → **2** 腹部用力向內收 → **3** 腹部大幅向外推 → 放鬆（持中） → 吸 恢復自然呼吸

保持閉氣，重複進行以上步驟（4至5次）。

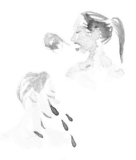

Petit Column

清除體內的堵塞吧！

　　消化火潔淨法可淨化暢通腸道，每天早上練習可有效消除便秘。雖然調息法（P.20）在恢復精神方面的成效卓越，卻不建議在身體堵塞時修習。一旦身體的通道堵塞，好的能量就無法在體內流通，因此將廢物排出體外後再練習相當重要。至於消除體內堵塞的方法，就是被稱作

Kriya的淨化法。因此本書把淨化法當成調息法的預備步驟（P.21）。

　　排泄、打噴嚏、流淚，都是消除身體堵塞的生理反應。別壓抑自然的衝動，讓體內來場大掃除吧！

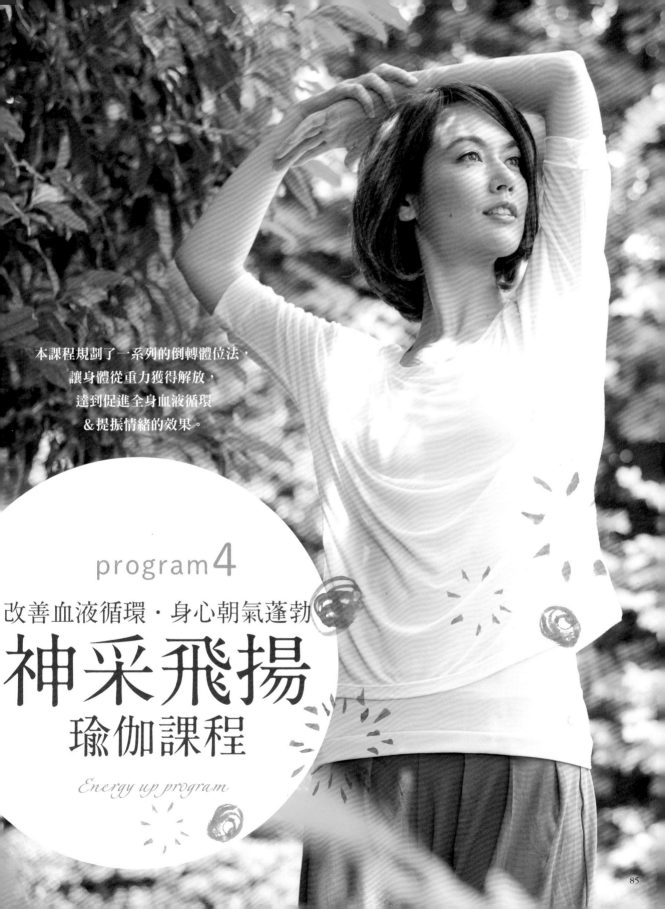

本課程規劃了一系列的倒轉體位法，
讓身體從重力獲得解放，
達到促進全身血液循環
&提振情緒的效果。

program4

改善血液循環・身心朝氣蓬勃

神采飛揚
瑜伽課程

Energy up program

program4 20'54"

改善血液循環‧身心朝氣蓬勃

神采飛揚
瑜伽課程

Energy up program

start

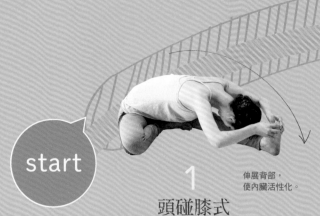

1
頭碰膝式

伸展背部，
使內臟活性化。

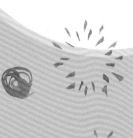

以倒轉體位法為主軸
並平衡地
鍛鍊＆伸展身體

為了提高倒轉體位法的效果，請確實暖
身，按部就班地完成課程安排的體式動
作吧！基於安全考量，請在充分放鬆身
體的前提下進行練習。在以肩立式對頸
部施壓＆刺激之後，須接續伸展舒緩頸
部的姿勢（反體式）調整肌肉平衡性。

※串聯體式課程結束後，
接續5分鐘以上的大休
息式（P.26），使呼吸
平緩寧靜，以提升課程
效果。

Active

7
頭顱
清明法

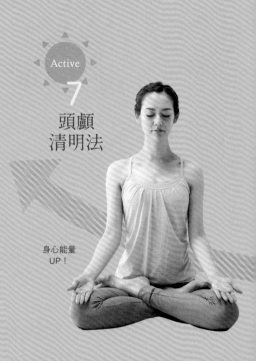

身心能量
UP！

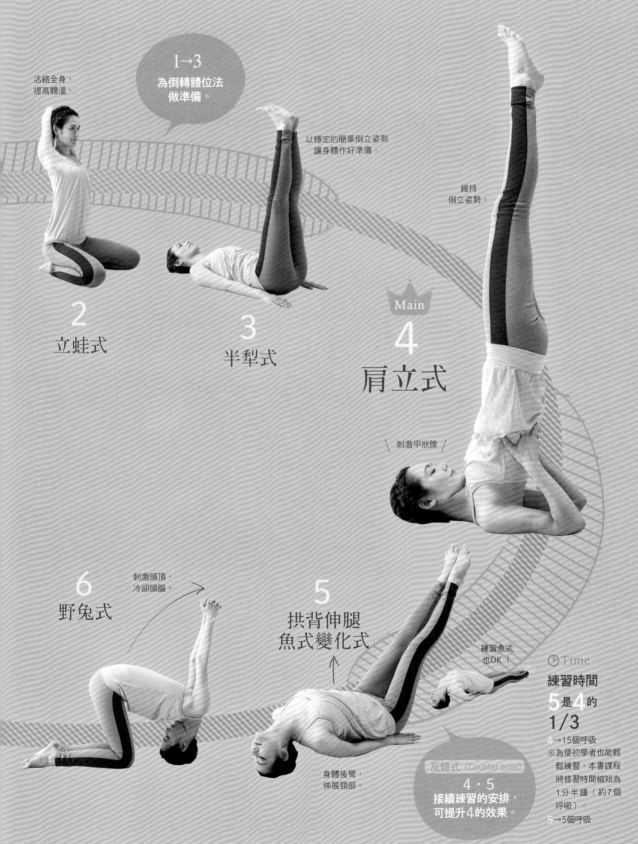

活絡全身，
提高體溫。

1→3
為倒轉體位法
做準備。

以穩定的簡單倒立姿勢
讓身體作好準備。

維持
倒立姿勢。

2
立蛙式

3
半犁式

Main
4
肩立式

刺激甲狀腺

6
野兔式

刺激頭頂，
冷卻頭腦。

5
拱背伸腿
魚式變化式

練習魚式
也OK！

Time
練習時間
5是4的
1/3

4→15個呼吸
※為使初學者也能輕
鬆練習，本書課程
將修習時間縮短為
1分半鐘（約7個
呼吸）。
5→5個呼吸

身體後彎，
伸展頸部。

反體式（Counter pose）
4・5
接續練習的安排，
可提升4的效果。

活化
肝臟＆腎臟
機能

身體前彎，頭碰單腳的姿勢。剛開始練習時，不用勉強自己立刻做到頭碰膝；只要讓頭部先確實靠近腹部＆大腿，再以完成終極姿勢為目標，循序漸進地加深前彎幅度吧！

⚠ 患有氣喘＆腹瀉病症者請勿修習。

DVD 4-1 頭碰膝式
Janu Sirsana

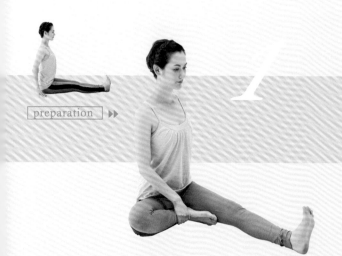

preparation ▶▶

1
單膝外倒
腳跟拉近身體

右膝立起，倒向外側。再以手將右腳跟拉近大腿根部。

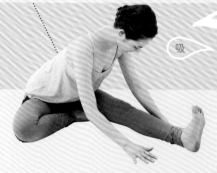

兩坐骨確實坐在地面上，挺直身體。

2 吸

雙手貼地
身體挺直

雙手擺在伸直的左腳兩側，身體儘量挺直。

program 4
改善血液循環
身心朝氣蓬勃
神采飛揚瑜伽課程

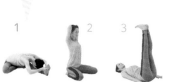 1 2 3 4 5 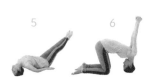 6 7

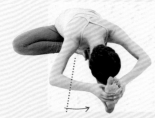

Easy

**雙腳
微微打開**

肚臍正對伸展腳的方
向,讓雙腳稍微打
開,可以幫助身體前
傾。

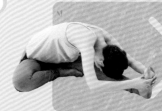

NG!

不要駝背

不要為了讓頭碰到膝蓋
而駝背,身體保持挺直
地練習前傾吧!

雙手握腳,身體前傾

吐氣時,上半身從大腿根部開始向前傾。雙手抓握左
腳,先吸一口氣,吐氣時加深脊椎伸展,將額頭貼在腳
上。接著以手杖式(P.27)來調整呼吸。

↩ 回復至動作 / ·換邊重複相同動作·

3

肩膀不要上提。

Down pose ▶▶

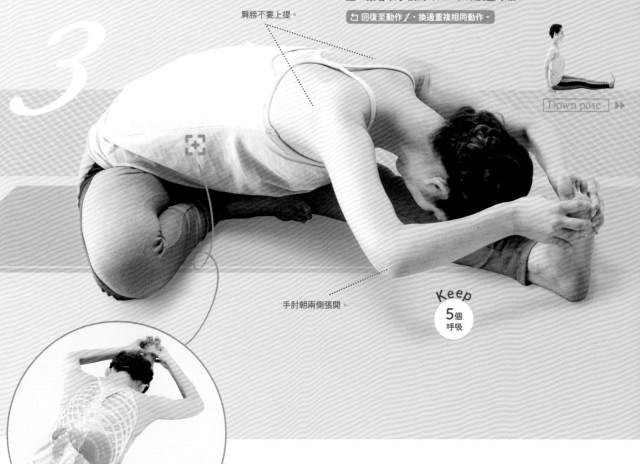

手肘朝兩側張開。

Keep
5個
呼吸

**重點部位 Focus
以前彎動作
刺激臟器**

藉由前彎刺激肝臟、腎臟、脾臟等,強化內
臟機能,也能紓緩更年期障礙。由於還有鎮
靜神經的效果,也很適合在放鬆的休息時間
練習。

甩掉
多餘體重！

雙膝外開坐下，雙臂上抬大
幅擴胸。本姿勢可以從下半
身開始伸展到全身每一處，
改善全身血液循環。

⚠ 肩頸病痛患者請勿修習。

DVD 4-2 立蛙式
Uttana Mandukasana

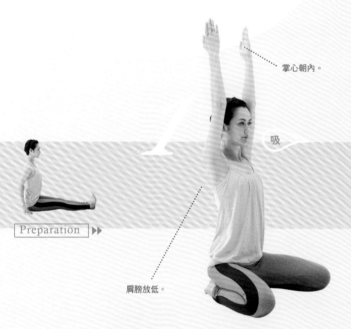

掌心朝內。

吸

吐

Preparation ▶▶

肩膀放低。

坐在腳跟上
雙手舉起

以手杖式（P.27）為預備姿勢，先雙腳
屈膝交叉後雙膝撐地跪立，再將雙腳拇
趾交疊，臀部坐在腳跟上，膝蓋打開。
吸氣時，雙手伸直向上舉起。

單臂向下彎曲
手指觸碰肩胛骨

右手肘向下彎曲，手指觸碰左邊
肩胛骨。

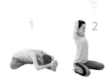

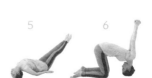

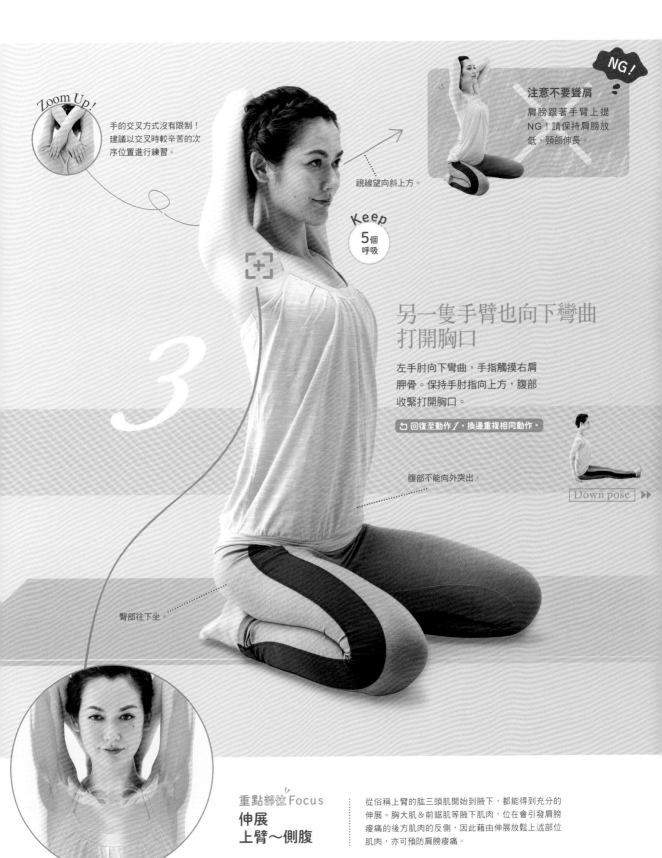

手的交叉方式沒有限制！
建議以交叉時較辛苦的次
序位置進行練習。

NG！

注意不要聳肩

肩膀跟著手臂上提
NG！請保持肩膀放
低，頸部伸長。

視線望向斜上方。

Keep
5個
呼吸

另一隻手臂也向下彎曲
打開胸口

左手肘向下彎曲，手指觸摸右肩
胛骨。保持手肘指向上方，腹部
收緊打開胸口。

↩ 回復至動作 1，換邊重複相同動作。

3

腹部不能向外突出。

Down pose ▶▶

臀部往下坐。

重點部位 Focus
伸展
上臂～側腹

從俗稱上臂的肱三頭肌開始到腋下，都能得到充分的
伸展。胸大肌＆前鋸肌等腋下肌肉，位在會引發肩膀
痠痛的後方肌肉的反側，因此藉由伸展放鬆上述部位
肌肉，亦可預防肩膀痠痛。

紓緩
腿部水腫

進入犁鋤式（P.106）前，臀部不離地的姿勢。可刺激脊椎＆甲狀腺機能，活化體內蓬勃朝氣。最適合用來消除腿部的水腫及疲勞。

DVD 4-3　半犁式
Ardha Halasana

Preparation
↓

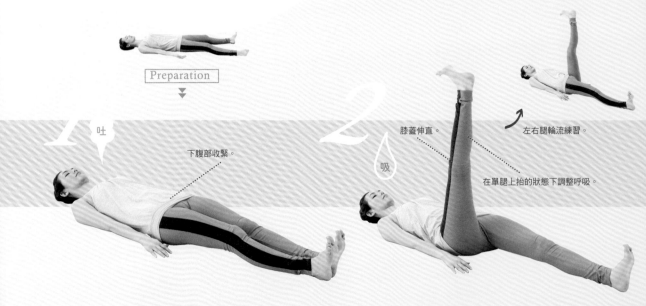

吐

下腹部收緊。

膝蓋伸直。

左右腿輪流練習。

吸

在單腿上抬的狀態下調整呼吸。

仰躺在地面上
雙腿併攏

雙腿緊緊併攏。雙手放在身體兩側，掌心朝下貼近臀部外側，保持下壓地面的力量。

單腳輪流抬至
垂直地面

吸氣時，右腿保持伸直膝蓋，向上抬起至與地面垂直。左腿也重複相同動作。

program 4
改善血液循環
身心朝氣蓬勃
神采飛揚瑜伽課程

1 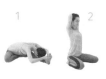 2 3 4 5 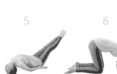 6 7

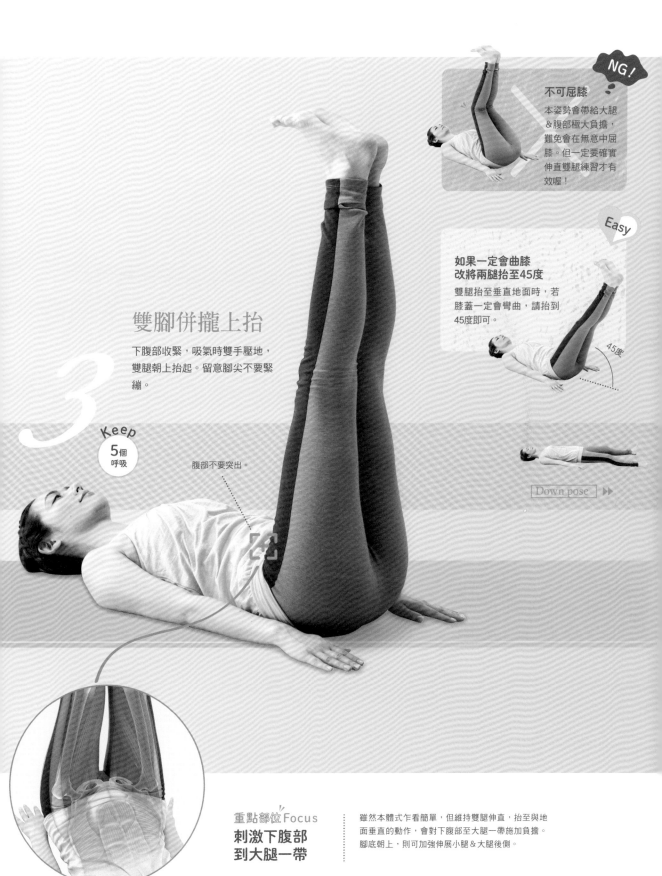

不可屈膝

本姿勢會帶給大腿
&腹部極大負擔，
難免會在無意中屈
膝。但一定要確實
伸直雙腿練習才有
效喔！

Easy

**如果一定會曲膝
改將兩腿抬至45度**

雙腿抬至垂直地面時，若
膝蓋一定會彎曲，請抬到
45度即可。

45度

Down pose ▶▶

雙腳併攏上抬

下腹部收緊，吸氣時雙手壓地，
雙腿朝上抬起。留意腳尖不要緊
繃。

3

Keep
**5個
呼吸**

腹部不要突出。

重點部位Focus
**刺激下腹部
到大腿一帶**

雖然本體式乍看簡單，但維持雙腿伸直，抬至與地
面垂直的動作，會對下腹部至大腿一帶施加負擔。
腳底朝上，則可加強伸展小腿&大腿後側。

刺激甲狀腺
回復青春

以全身倒立的姿勢使血流暢通，提高內臟機能。除了刺激甲狀腺＆調整賀爾蒙平衡，抗老效果也值得期待。

⚠ 頸部有病痛、高血壓患者、腹瀉＆頭痛時請勿修習。

DVD 4-4
肩立式
Salamba Sarvangasana

Preparation ▶▶

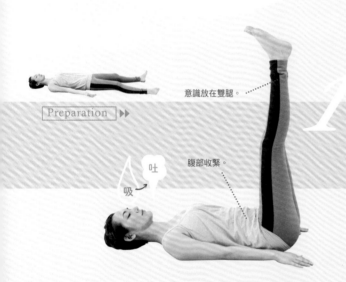

意識放在雙腿。

腹部收緊。

吐 吸

1

雙手壓地
雙腳上抬

以半犁式（P.92）為預備動作。雙手壓地，吸氣時雙腳伸直上抬，保持呼吸維持姿勢。

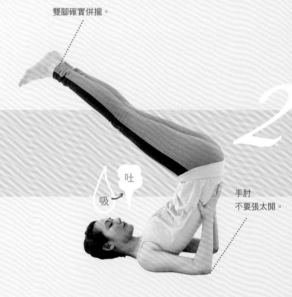

雙腳確實併攏。

吐 吸

手肘不要張太開。

2

以手支撐
將腰部扶到半空中

意識放回雙手，雙手壓地，腰部上挺；接著雙手扶住腰部，雙腿併攏抬往頭部方向45度，保持呼吸。

program 4
改善血液循環
身心朝氣蓬勃
神采飛揚瑜伽課程

1 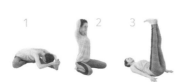 2 3 4 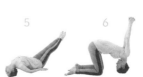 5 6 7

雙腳腳尖放鬆＆併攏。

雙手支撐背部
雙腳朝上直立

位在腰部的雙手滑向背部，雙腳朝上直立伸展。意識先放在腳尖，當不安消失後閉上眼睛，將意識轉移至喉嚨。

Item

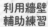

**利用牆壁
輔助練習**

雙腿後方緊貼牆壁，瑜伽毯墊在頭下就能輕鬆練習。

NG!

**手肘太開
非常危險！**

手肘張得太開，身體就難以取得平衡，也會對上臂＆手腕帶來負擔，造成危險。

3

感受胸部緩緩擴展開來。

不要只用上臂支撐全身，請感受身體的重心來取得平衡。

**Keep
7個
呼吸**

※標準時間為
1分鐘半。

Down pose ▶▶

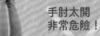

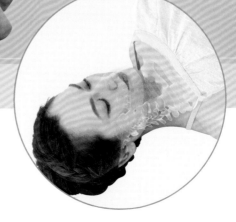

重點部位Focus
**促使甲狀腺
分泌賀爾蒙**

遍佈於喉結下方的甲狀腺，會分泌促進新陳代謝的賀爾蒙。而透過倒轉體位法刺激甲狀腺，可打造不易寒涼又易瘦的體質，促進美麗肌膚再生。

增加
脊椎柔軟度

仰躺在地面上，擴胸的後彎體位法。僅只是上半身後彎的姿勢就有良好的效果。再加上抬腿動作，就是附加下半身強化功效的進階姿勢！

⚠ 高血壓、低血壓患者，偏頭痛、失眠、腰部或頸部有病痛者請勿修習。

DVD
4–5 拱背伸腿
魚式變化式
Uttana Padasana

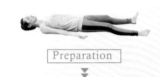

Preparation
▼

1

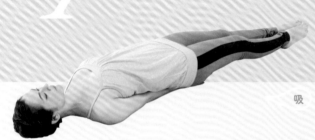

吸

將手肘以下
壓放在身體下方

仰躺在地面上，雙腿併攏，手肘以下放在身體下方，並以臀部壓住雙手。調整呼吸。

2

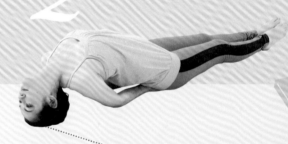

注意頭頂不要過度承擔體重！

挺胸
頭頂貼地

吸氣時，手肘壓地，胸部挺起。下巴抬起指向上方，頭頂輕輕貼地。視線望向鼻尖，將意識放在頸部後方。至此為魚式。

改善血液循環
身心朝氣蓬勃
神采飛揚瑜伽課程

1　　2　　3　　4　　5　　6　　7

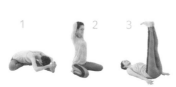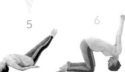

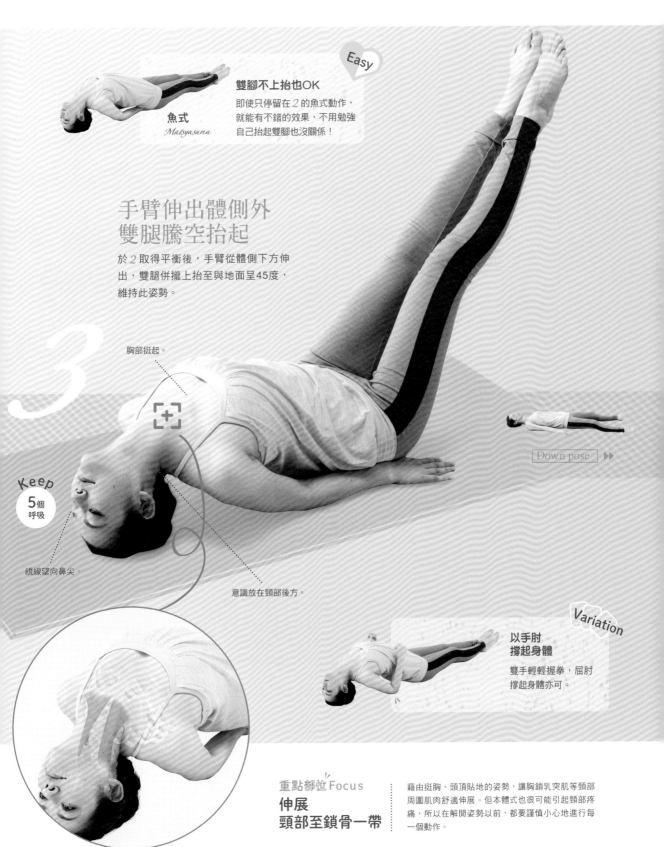

魚式
Matsyasana

Easy

雙腳不上抬也OK

即使只停留在 2 的魚式動作，
就能有不錯的效果，不用勉強
自己抬起雙腳也沒關係！

手臂伸出體側外
雙腿騰空抬起

於 2 取得平衡後，手臂從體側下方伸
出，雙腿併攏上抬至與地面呈45度，
維持此姿勢。

3

胸部挺起。

Keep
5個
呼吸

視線望向鼻尖。

意識放在頸部後方。

Down pose ▶▶

Variation

**以手肘
撐起身體**

雙手輕輕握拳，屈肘
撐起身體亦可。

重點部位 Focus
**伸展
頸部至鎖骨一帶**

藉由挺胸、頭頂貼地的姿勢，讓胸鎖乳突肌等頸部
周圍肌肉舒適伸展。但本體式也很可能引起頸部疼
痛，所以在解開姿勢以前，都要謹慎小心地進行每
一個動作。

血液循環UP
打造美麗容顏

一邊刺激頭頂，一邊伸展頸部＆肩膀周圍。此體式可使血液流入腦部，達到使頭腦清爽、容光煥發的效果，是相對之下較簡單的倒轉體位法。

⚠ 高血壓患者＆頸部有病痛者請勿修習。

DVD 4-6 野兔式
Shashankasana

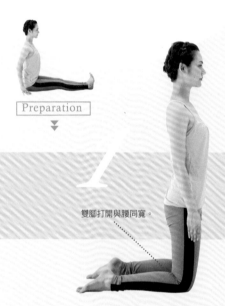

Preparation

1

雙腳打開與腰同寬。

2

避免頭頂承受過多的體重壓力！

從四足跪姿到屈膝跪立

以手杖式（P.27）為預備姿勢，先雙腳屈膝交叉後雙膝撐地，將雙手貼地於膝前呈四足跪姿，再直起上半身以膝蓋跪立。

雙手下壓地板頭頂貼地

雙手下壓地板，頭頂小心翼翼地貼地，臀部保持上提。

program 4

改善血液循環
身心朝氣蓬勃
神采飛揚瑜伽課程

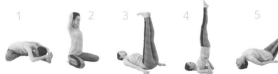
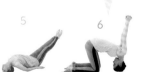

1 2 3 4 5 6 7

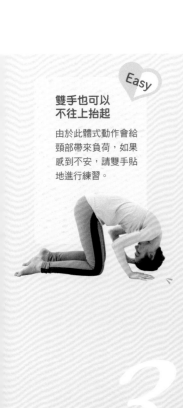

**雙手也可以
不往上抬起** Easy

由於此體式動作會給
頭部帶來負荷，如果
感到不安，請雙手貼
地進行練習。

雙手於背後交握
抬向天空方向

雙臂在背後十指交扣，往天空方向抬
起。最後再回到 *2*，臀部往下坐在腳
跟上，以嬰兒式（P.72）調整呼吸。

手臂上抬到
舒適的位置。

3

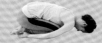
Down pose ▶▶

Keep
5個
呼吸

頭頂不可太過用力壓
地！稍微前後搖晃頸
部也OK。

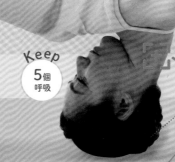

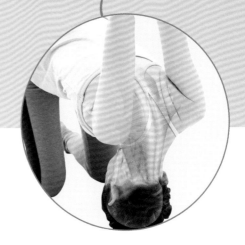

重點部位 Focus
**促進第二大腦
發揮作用**

對頭蓋骨施加適度刺激，可紓緩偏頭痛＆眼睛疲勞。
也是能幫助下巴＆頸部周圍血液循環，使表情柔美、
V字臉曲線更加明顯的美容體式。對於消除壓力＆驅
除睡意亦有功效。

使身體
盈滿能量

DVD
4-7 頭顱清明法
Kapalabhati

意味讓頭蓋骨熠熠生輝的淨化法。藉由強勁的空氣在鼻腔流通，將污濁物質釋放到體外。

⚠ 高血壓患者、經期中＆孕婦請勿修習。

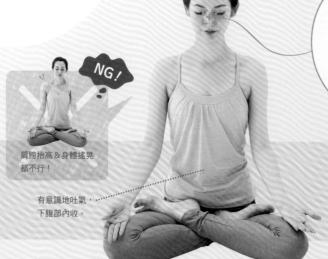

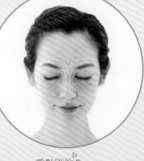

重點部位Focus
清潔鼻腔

將囤積在臉部空洞處＆鼻腔中的廢物，伴隨強烈的吐氣排出體外。

NG！

肩膀抬高＆身體搖晃都不行！

有意識地吐氣，下腹部內收。

Preparation ▶▶

③
回合

以雙鼻孔吸氣，待腹部微微隆起後，以雙鼻孔接連進行「吐氣→吸氣」的動作。以1秒進行1次的頻率，共重複10次。請在空腹時修習。

全程以雙鼻孔呼吸。

重複10次。

吸
大口吸氣

→ **接連不斷** →
吐 吸

→ 吐
回復自然呼吸。

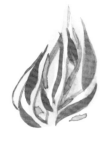

Petit Column
提升元氣的淨化法

　　臉部存在著許多如副鼻腔等的空洞，而頭顱清明法的主要功效，就是把堵塞空洞處的廢物一鼓作氣地吐出體外。以頭顱清明法將體內雜質盡數吐出後，臉部＆意識將澄亮明淨，得到豁然開朗的新氣象。而藉由有節奏的練習使體內產生熱能，亦將湧現幹勁呈現活力充沛的狀態，使心情跟著飛揚起來。本淨化法最適合在與人見面前＆想打起精神的時候練習。

　　此外，活躍腦細胞＆讓頭腦回復年輕的效果也值得期待。但為了避免因情緒亢奮而妨礙入眠，頭顱清明法不建議於睡前修習。

有意識地進行深呼吸，
在緩慢地後彎中放鬆背部，
達到刺激中樞神經，
調整自律神經機能的效果。

深度放鬆脊椎周圍

調整
自律神經

瑜伽課程

Autonomic adjustment
program

program 5 22'53"

深度放鬆脊椎周圍

調整自律神經
瑜伽課程

*Autonomic adjustment
program*

start

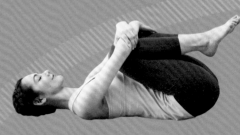

矯正脊椎
&神經。

1
壓腿
排氣式

以背部為中心
放鬆身體
流暢伸展的瑜伽課程

自律神經是身體的開關。為了暢通自律神經
的運作,請緩慢地進行背部後彎、放鬆、轉
體等動作。本課程沒有大動作的高峰體式,
重點目標在於安定自律神經&促進逐步放
鬆。此外也有刺激甲狀腺,恢復年輕與抗老
化的效果。

7
淨脈
呼吸法

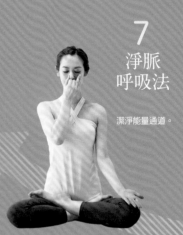

潔淨能量通道。

※串聯體式課程結束後,
接續5分鐘以上的大休
息式(P.26),使呼
吸平緩寧靜,以提升課
程效果。

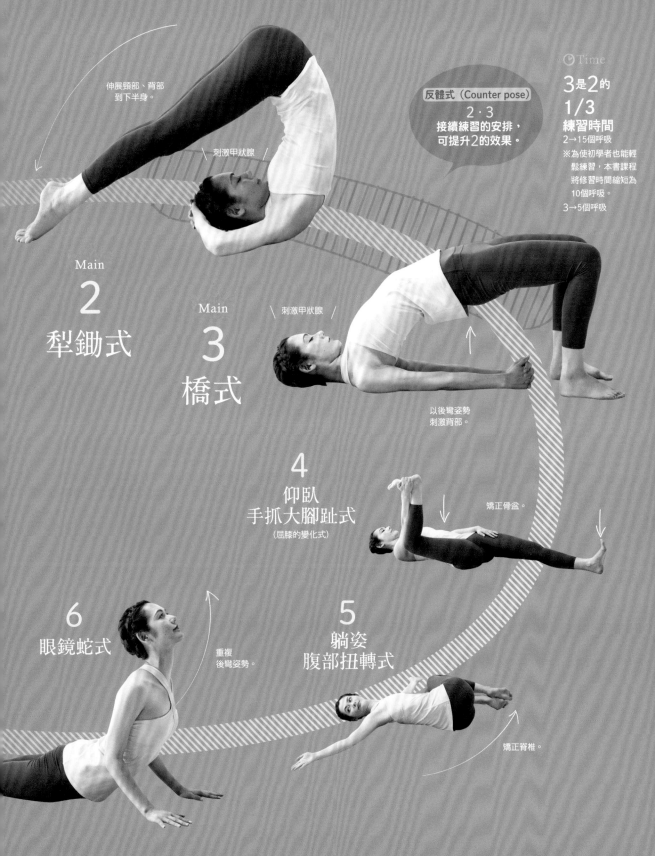

伸展頸部、背部
到下半身。

刺激甲狀腺

反體式（Counter pose）
2·3
接續練習的安排，
可提升2的效果。

⏱Time

**3是2的
1/3**
練習時間

2→15個呼吸

※為使初學者也能輕
鬆練習，本書課程
將修習時間縮短為
10個呼吸。
3→5個呼吸

Main
2
犁鋤式

Main
3
橋式

刺激甲狀腺

以後彎姿勢
刺激背部。

4
仰臥
手抓大腳趾式
（屈膝的變化式）

矯正骨盆。

6
眼鏡蛇式

重複
後彎姿勢。

5
躺姿
腹部扭轉式

矯正脊椎。

伸展腰背

壓腿排氣式
DVD 5-1
Pawanmuktasana

透過適度壓迫腹部，來緊實下腹部＆提高消化機能。由於是仰躺著進行，初學者也能輕鬆練習。請在動作的同時，也徹底伸展腰部＆脊椎，使神經放鬆。

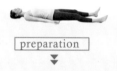

preparation
▼

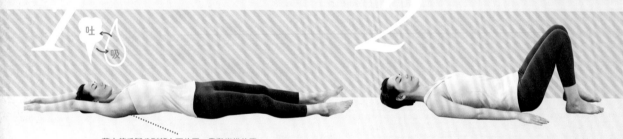

1 吐 吸

藉由使手腳分別朝上下伸展，帶動脊椎伸展。

雙手往頭頂方向延伸
拇指交扣

雙手往頭頂方向伸直，拇指交扣。吸氣的同時大幅伸展四肢，再配合吐氣放鬆四肢。

2

雙手置於體側
雙腿屈膝併攏

雙手放在體側，雙腿屈膝立起＆確實併攏，調整呼吸。

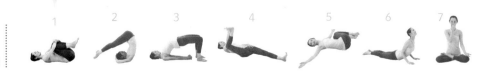

program 5

深度放鬆
脊椎周圍
調整自律神經瑜伽課程

1 2 3 4 5 6 7

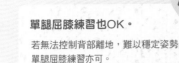

單腿屈膝練習也OK。

若無法控制背部離地，難以穩定姿勢，單腿屈膝練習亦可。

Easy

NG!

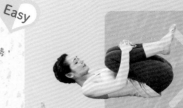

頭部抬高靠近雙腿

重點在於使膝蓋靠近胸口，但上半身切勿抬起。

雙腿屈膝往胸口靠近雙手抱膝

吸氣時，雙腿屈膝靠向胸前，並以雙手抱膝。吐氣時，再將雙膝更加抱近胸前。

3

上半身不離地。

Keep
5個
呼吸

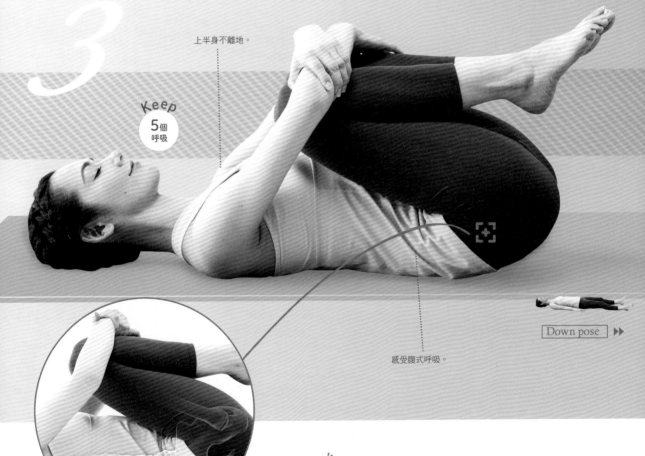

Down pose ▶▶

感受腹式呼吸。

重點部位Focus
**收縮髖關節
伸展腰部**

雙手抱膝蜷曲身體時，髖關節也會彎曲而受到刺激，並擠壓代謝下半身囤積的陳舊廢物，使雙腿如獲新生。而在伸展腰椎的同時，也可達到消除腰部僵硬的效果。

穩定
自律神經

DVD 5-2 犁鋤式
Halasana

深度伸展頸部至背部的體式。由
於會刺激甲狀腺,所以又被稱為
回春體位法。在開始練習此體式
之前,先做好肩膀的暖身動作,
較容易掌握支撐身體的感覺。

⚠ 頸部病痛患者請勿修習。

Preparation

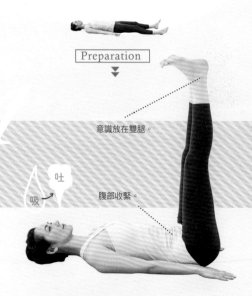

意識放在雙腿。

吐 吸

腹部收緊。

意識放在大腿。

感受腰部的伸展。

吸

吐

雙手壓地
雙腳上抬

以半犁式(P.92)為預備動作。雙手壓
地,吸氣時雙腿併攏朝上抬起。腳尖不
要緊繃。

腰部抬起
腳尖在頭後方觸地

有意識地以雙手壓地,腰部順勢騰空,
雙腿拉往頭頂後方,直至腳尖觸地。

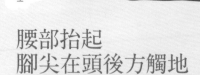

program 5

深度放鬆
脊椎周圍
調整自律神經瑜伽課程

1　　2　　3　　4　　5　　6　　7

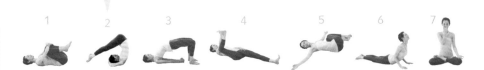

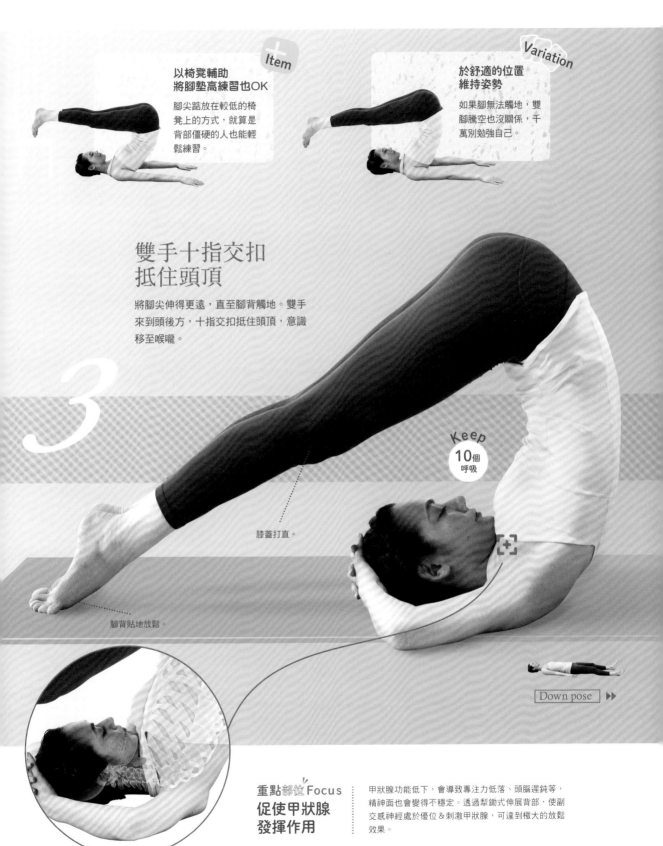

⁺Item

以椅凳輔助
將腳墊高練習也OK

腳尖踮放在較低的椅
凳上的方式，就算是
背部僵硬的人也能輕
鬆練習。

Variation

於舒適的位置
維持姿勢

如果腳無法觸地，雙
腳騰空也沒關係，千
萬別勉強自己。

雙手十指交扣
抵住頭頂

將腳尖伸得更遠，直至腳背觸地。雙手
來到頭後方，十指交扣抵住頭頂，意識
移至喉嚨。

3

Keep
10個
呼吸

膝蓋打直。

腳背貼地放鬆。

Down pose ▶▶

重點部位Focus
**促使甲狀腺
發揮作用**

甲狀腺功能低下，會導致專注力低落、頭腦遲鈍等，
精神面也會變得不穩定。透過犁鋤式伸展背部，使副
交感神經處於優位＆刺激甲狀腺，可達到極大的放鬆
效果。

107

讓頭腦休息
提高幹勁

在仰躺擴胸的同時，也伸展頸部
＆脊椎，是較容易挑戰的後彎體
位法。具有改善姿勢、豐胸與提
臀的效果。

⚠ 頸部病痛患者請勿修習。

DVD
5-3 橋式
Setubandhasarvangasana

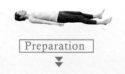

Preparation
↓

1

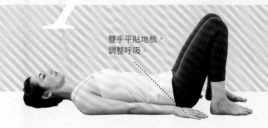

雙手平貼地板，
調整呼吸。

雙膝立起
與腰同寬

雙臂放於身體兩側，手掌貼地。兩腿屈
膝併攏立起，腳跟位於膝蓋下方，雙腳
張開與腰同寬。

2

吸

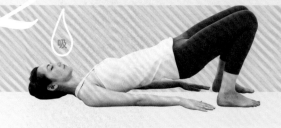

腰部
緩緩騰空離地

吸氣時，腰部緩緩上挺，留意腳跟不要
騰空。

program 5

深度放鬆
脊椎周圍
調整自律神經瑜伽課程

1   2   3   4   5   6   7

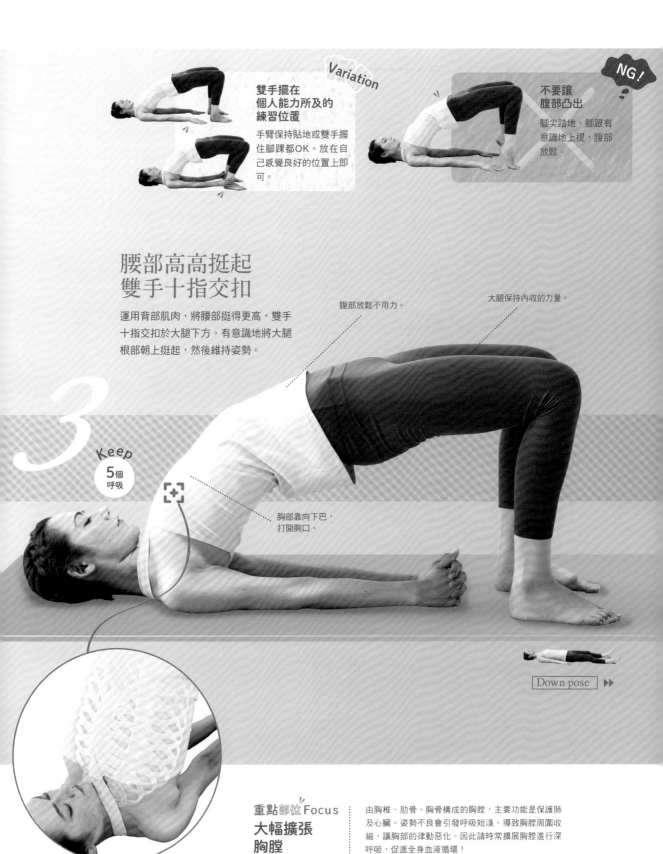

雙手擺在
個人能力所及的
練習位置

手臂保持貼地或雙手握
住腳踝都OK。放在自
己感覺良好的位置上即
可。

NG！

不要讓
腹部凸出

腳尖踏地，腳跟有
意識地上提，腹部
放鬆。

腰部高高挺起
雙手十指交扣

運用背部肌肉，將腰部挺得更高，雙手
十指交扣於大腿下方。有意識地將大腿
根部朝上挺起，然後維持姿勢。

腹部放鬆不用力。

大腿保持內收的力量。

3

Keep

5個
呼吸

胸部靠向下巴，
打開胸口。

Down pose ▶▶

重點部位Focus
大幅擴張
胸膛

由胸椎、肋骨、胸骨構成的胸膛，主要功能是保護肺
及心臟。姿勢不良會引發呼吸短淺，導致胸腔周圍收
縮，讓胸部的律動惡化。因此請時常擴展胸腔進行深
呼吸，促進全身血液循環！

舒緩坐骨&
腰部疼痛

本姿勢的重點在於確實伸展整條腿部（從小腿、大腿後方至髖關節）。分腳練習可將髖關節調整到正確位置，舒緩腰部周圍的不適症狀。

⚠ 腹瀉不適時請勿修習。

DVD 5-4

仰臥手抓大腳趾式（屈膝的變化式）
Suptapadangusthasana

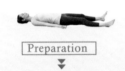

Preparation
↓

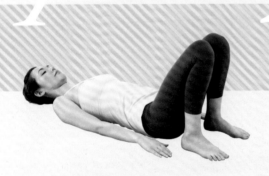

吸

1
雙膝立起
雙腳打開與腰同寬

雙臂置於身體兩側，手掌貼地。雙腿屈膝立起與腰同寬，調整呼吸。

2
保持屈膝
單腿上抬

吸氣時，右腿朝上抬起。右膝稍微朝外側打開，並靠近地板。

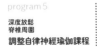

1　2　3　4　5　6　7

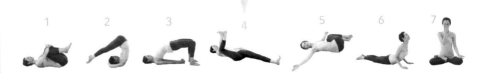

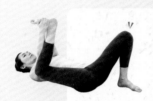

Easy

膝蓋不伸直
也OK！

下方腳維持屈膝，以
雙手抓住上方腳的腳
掌，練習時會較輕
鬆。

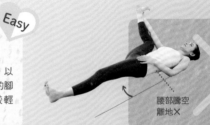

NG！

請避免
腰部歪斜

一旦為了抓握腳掌而
傾斜髖關節，就會導
致腰部離地。

腰部騰空
離地✕

3

單手抓住腳掌
伸展下方腿

先以雙手抓住腳掌，腰部不要傾斜，慢
慢伸展另一腳的膝蓋。接著左手放在左
大腿上，右手將右膝拉近地板。

↩ 回復至動作 1，換邊重複相同動作。

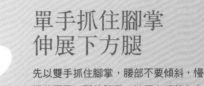

Down pose ▶▶

Keep
5個
呼吸

將膝蓋
拉近地面。

手壓住大腿。

腳尖朝上。

重點部位 Focus
伸展
大腿後方

本姿勢可伸展到大腿後側的大腿後肌，與包覆臀部的
臀大肌等。一旦大腿後肌僵硬，將會導致膝痛、腰
痛、坐骨神經痛。為免壓迫神經，請時常確認＆保持
大腿後側肌肉的柔軟度。

排出體內
囤積毒素

仰躺在地面上，下半身倒向左右側扭轉腹部。可有效地燃燒號稱隱性脂肪的內臟脂肪。此體式動作可按摩放鬆腹部臟器，提升體內排毒機能。

⚠ 腰部病痛患者請勿修習。

DVD 5-5 躺姿腹部扭轉式
Jatharaparivartanasana

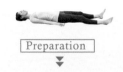

Preparation

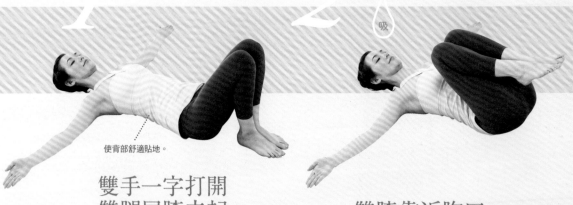

使背部舒適貼地。

雙手一字打開
雙腿屈膝立起

雙臂一字打開至與肩同高，掌心朝上；雙手分別朝左右伸展出去，大幅擴胸，並將雙膝併攏立起。

吸

雙膝靠近胸口

吸氣，雙膝併攏靠向胸口。

program 5

深度放鬆
脊椎周圍
調整自律神經瑜伽課程

1　2　3　4　5　6　7

112

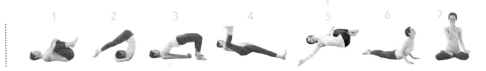

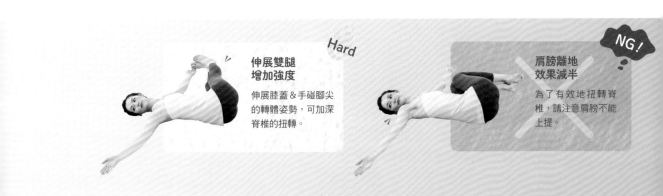

Hard

**伸展雙腿
增加強度**

伸展膝蓋＆手碰腳尖
的轉體姿勢，可加深
脊椎的扭轉。

NG！

**肩膀離地
效果減半**

為了有效地扭轉脊
椎，請注意肩膀不能
上提。

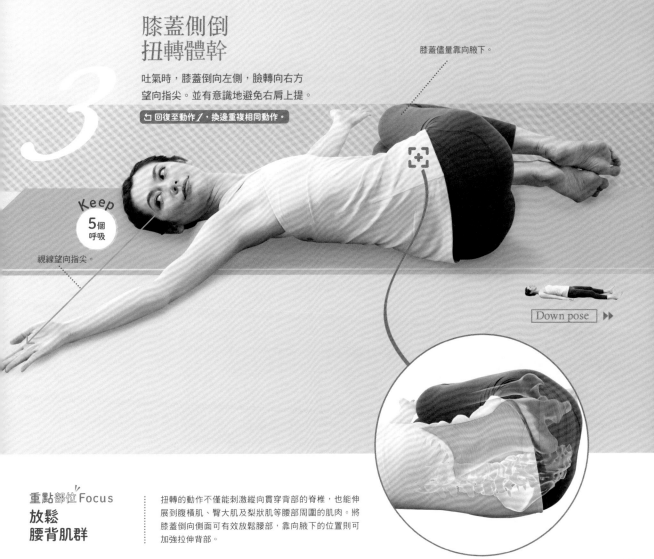

3

膝蓋側倒
扭轉體幹

吐氣時，膝蓋倒向左側，臉轉向右方
望向指尖。並有意識地避免右肩上提。

↰ 回復至動作 *1*，換邊重複相同動作。

膝蓋儘量靠向腋下。

Keep

**5個
呼吸**

視線望向指尖。

Down pose ▸▸

**重點部位 Focus
放鬆
腰背肌群**

扭轉的動作不僅能刺激縱向貫穿背部的脊椎，也能伸
展到腹橫肌、臀大肌及梨狀肌等腰部周圍的肌肉。將
膝蓋倒向側面可有效放鬆腰部，靠向腋下的位置則可
加強拉伸背部。

113

改善腰部
深層肌肉的
血液循環

模仿眼鏡蛇昂頭的姿勢。可活化
脊髓神經，提高內臟機能。因刺
激腰部深層肌肉可改善血液循
環，亦有預防腰痛的作用。

⚠ 胃潰瘍、疝氣、高血壓患者及孕婦請勿修習。

DVD 5-6 眼鏡蛇式
Bhujangasana

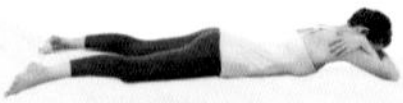

Preparation
▼

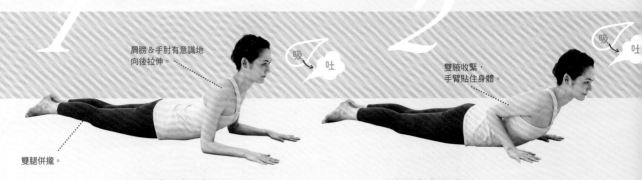

1

肩膀＆手肘有意識地
向後拉伸。

吸 吐

雙腿併攏。

下臂貼地
胸部騰空

以人面獅身式為預備動作，雙腿併攏，
下臂貼地。吸氣時挺起上半身，打開胸
口。接著額頭觸地，調整呼吸。

2

雙腋收緊，
手臂貼住身體。

吸 吐

手肘朝上
胸部騰空

本姿勢為半眼鏡蛇式。雙腿保持併攏，
手肘朝上，手放在胸部旁。吸氣時，挺
起上半身，打開胸口。再以額頭觸地，
調整呼吸。

program 5

深度放鬆
脊椎周圍
調整自律神經瑜伽課程

1   2   3   4   5   6   7

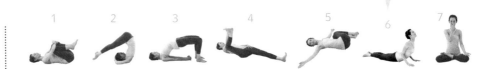

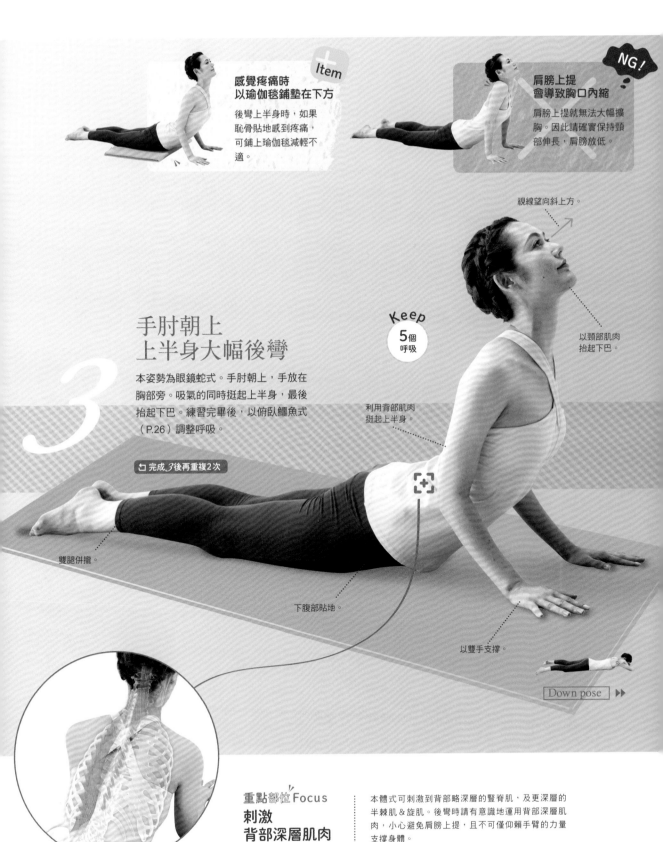

感覺疼痛時
以瑜伽毯鋪墊在下方

後彎上半身時，如果恥骨貼地感到疼痛，可鋪上瑜伽毯減輕不適。

肩膀上提
會導致胸口內縮

肩膀上提就無法大幅擴胸。因此請確實保持頸部伸長，肩膀放低。

視線望向斜上方。

以頸部肌肉抬起下巴。

Keep
5個
呼吸

利用背部肌肉挺起上半身。

3

手肘朝上
上半身大幅後彎

本姿勢為眼鏡蛇式。手肘朝上，手放在胸部旁。吸氣的同時挺起上半身，最後抬起下巴。練習完畢後，以俯臥鱷魚式（P.26）調整呼吸。

⤾ **完成_3_後再重複2次**

雙腿併攏。

下腹部貼地。

以雙手支撐。

Down pose ▶▶

重點部位Focus
刺激
背部深層肌肉

本體式可刺激到背部略深層的豎脊肌，及更深層的半棘肌＆旋肌。後彎時請有意識地運用背部深層肌肉，小心避免肩膀上提，且不可僅仰賴手臂的力量支撐身體。

提高免疫力

DVD 5-7 淨脈呼吸法
Nadi Shodhana

使兩個鼻孔的呼吸均衡,調整至暢通狀態。立刻跟著練習,淨化能量的通道吧!

Preparation ▼

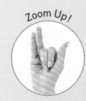

Zoom Up!

彎曲中指&食指。
一定要以右手進行!

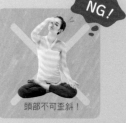

NG!
頭部不可歪斜!

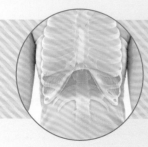

重點部位 Focus
意識放在橫隔膜的動作

藉由交互以左右鼻孔均勻呼吸,促進呼吸順暢,大幅擴張肺部。

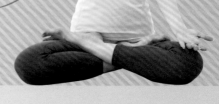

以兩鼻孔吐出所有氣後,重複左鼻吸氣→右鼻吐氣→右鼻吸氣→左鼻吐氣的步驟。
吸:吐=4拍:8拍=1:2

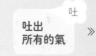
吐
吐出所有的氣 ≫

以拇指壓住右鼻
從左鼻開始
1 吸 4 拍

以無名指壓住左鼻
從右鼻開始
2 吐 8 拍

1~4

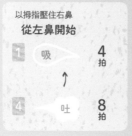
吸
回復自然呼吸 ≪ 4 吐 8 拍 ← 3 吸 4 拍

7 回合

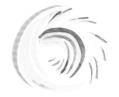

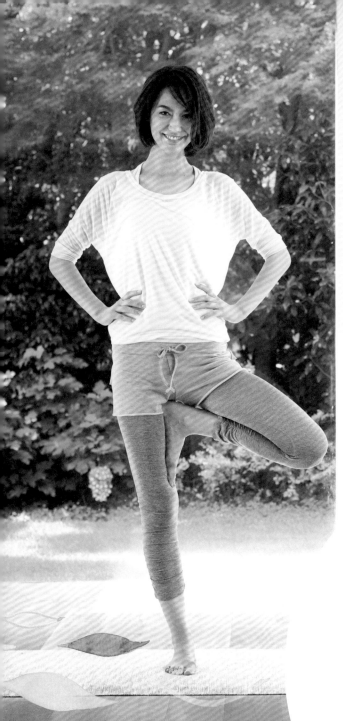

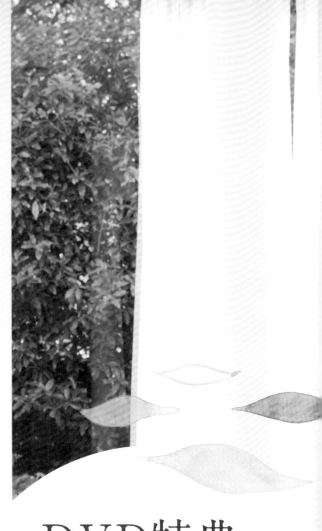

DVD特典

想挑戰更多樣變化的課程……
想配合日常心情＆身體狀況挑選課程……
這些願望，
都能在DVD特典課程中得到滿足！

program 6 ⟨13'17"⟩

提神醒腦
晨起
瑜伽課程

DVD 6 *Morning program*

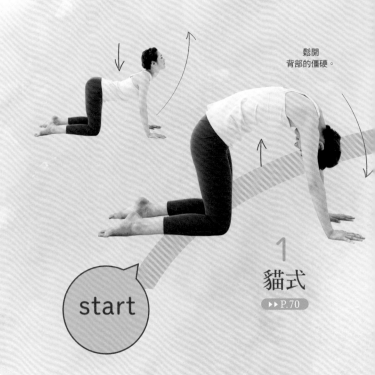

鬆開
背部的僵硬。

start

1 貓式
▶▶ P.70

**以清爽的心情
開啟嶄新一天！**

緩緩地喚醒身體，
灌注能量！

為了活動早晨僵硬的身體，使全身動能逐漸甦醒，在此精選了6個即使在忙碌的早晨也能輕鬆練習的體式動作。並在大幅活動的立姿體位法之後，特別安排了振奮情緒的淨化法練習，以期能以積極正面的態度開啟一天的生活。但因為剛睡醒的身體不僅僵硬又相當緊繃，所以請一點一滴、自然而然地放鬆身體吧！

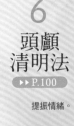

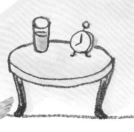

6 頭顱
清明法
▶▶ P.100

提振情緒。

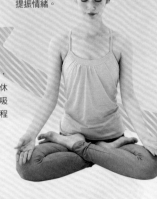

※串聯體式課程結束後，接續5分鐘以上的大休息式（P.26），使呼吸平緩寧靜，以提升課程效果。

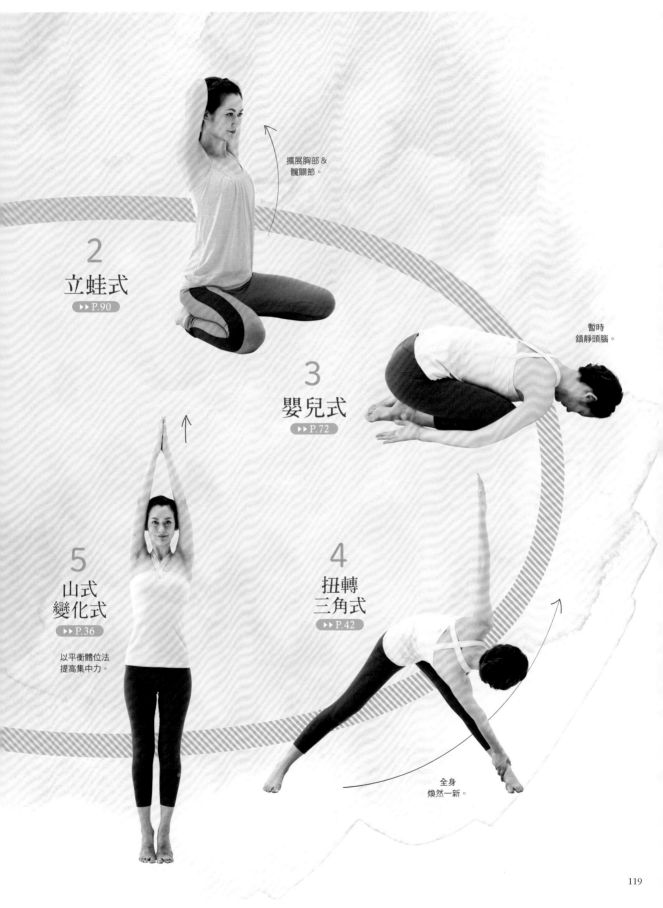

2
立蛙式
▶▶ P.90

擴展胸部 &
髖關節。

暫時
鎮靜頭腦。

3
嬰兒式
▶▶ P.72

5
山式
變化式
▶▶ P.36

以平衡體位法
提高集中力。

4
扭轉
三角式
▶▶ P.42

全身
煥然一新。

program7 [20'23"]

引導入睡

舒眠
瑜伽課程

DVD 7

Night program

消除腿部水腫，
促進血液循環。

start

1
半犁式
▶▶ P.92

在平和的
心情中入眠。

別讓今日的疲憊
留到明天——
夜間保養課程！

去除一日疲憊＆倦怠的瑜伽課程。倒
轉體位法可以消除腿部水腫，推薦在
結束一天的行程返家後練習。特別是
肩立式可以刺激甲狀腺，具有美肌效
果，睡前修習正適合！在倒轉體位法
之後，請依序練習放鬆頭部和內臟
的體式動作，讓副交感神經處於
優位，徹底使頭腦＆心靈得到鎮
靜與放鬆。

6
至上身印
▶▶ P.50

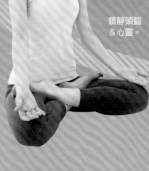

※串聯體式課程結束後，接
續5分鐘以上的大休息式
（P.26），使呼吸平緩
寧靜，以提升課程效果。

鎮靜頭腦
＆心靈

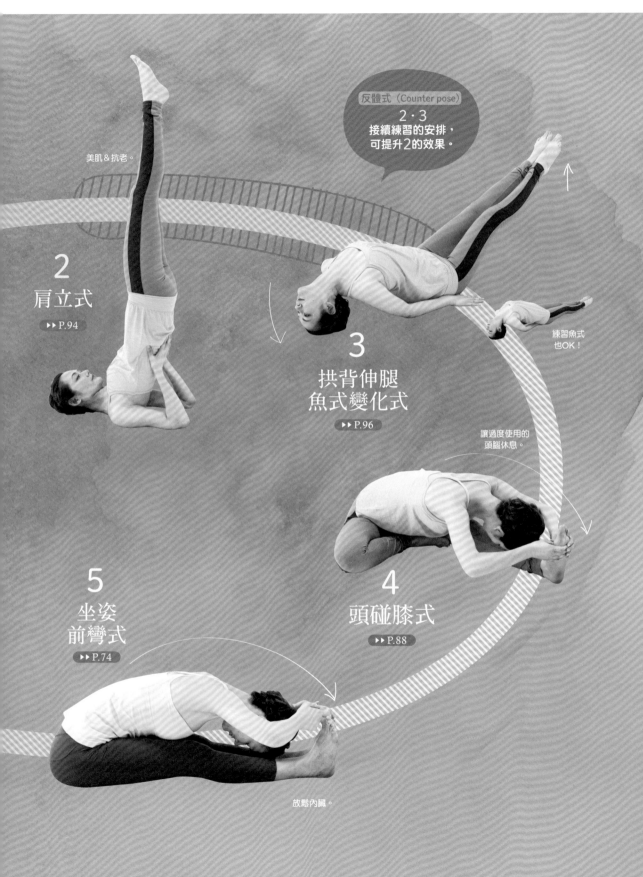

美肌&抗老。

2
肩立式
▶▶ P.94

反體式（Counter pose）
2・3
接續練習的安排，
可提升2的效果。

練習魚式
也OK！

3
拱背伸腿
魚式變化式
▶▶ P.96

讓過度使用的
頭腦休息。

5
坐姿
前彎式
▶▶ P.74

4
頭碰膝式
▶▶ P.88

放鬆內臟。

121

program 8 `38'00"`

還想做更多練習！
進階串聯
瑜伽課程

DVD **8** *Long program*

start

1
拜日式
▶▶ P.28

促進血液循環的
熱身運動。

自我挑戰——
在動作中打開身體
&感受深呼吸的流動！

先以拜日式活絡全身，再接續其他體
位法動作，扎實地完成進階課程。
「（倒轉）仰躺→俯臥→坐姿」的體
位法流程，就跟小嬰兒學會站立的過
程一樣。請加深呼吸，想像身體逐步
覺醒的畫面進行練習吧！若想延長瑜
伽的練習時間，也可以增加拜日式的
練習次數。

7
弓式
▶▶ P.58

伸展
身體正面。

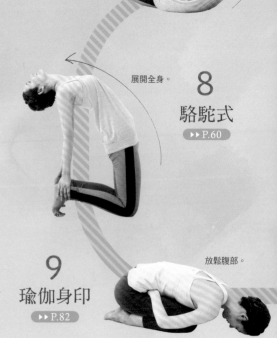

展開全身。

8
駱駝式
▶▶ P.60

9
瑜伽身印
▶▶ P.82

放鬆腹部。

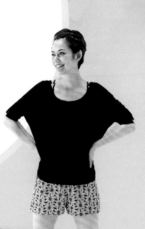

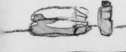

反動作（Counter pose）
3・4
接續練習的安排，
可提升3的效果。

增加分泌
成長賀爾蒙。

肺功能UP！

調整脊椎 &
腰部。

2
壓腿排氣式
▶▶ P.104

3
犁鋤式
▶▶ P.106

4
橋式
▶▶ P.108

6
眼鏡蛇式
▶▶ P.114

預防
腰痛。

5
蝗蟲式
▶▶ P.56

肺機能UP！

完成了
辛苦的練習，
好好休息吧！

10
半魚王式
▶▶ P.76

刺激 &
緊實腹部。

11
坐姿
前彎式
▶▶ P.74

12
勝利
呼吸法
▶▶ P.66

※串聯體式課程結束後，
接續5分鐘以上的大休息
式（P.26），使呼吸平緩
寧靜，以提升課程效果。

讓腹部 & 頭腦休息。

以調息法
緩和收操。

大休息式
引導

DVD

Savasana guidance

以眼枕等小物
為額部
輕柔施壓

心曠神怡的
香氛
縈繞身邊

腦中浮現
喜愛的
風景

124

幽暗的
空間

觀照
自我

本書 P.26 介紹的大休息式（Savasana）
雖然乍看簡單，
但其實是難度最高，
號稱究極姿勢的深奧體式！

練習時請勿完全入睡，
在保持意識的前提下，讓身心全然放鬆。

集中聽覺、嗅覺、觸覺等五感，
保持專注地感受「當下」。

請遵照本書的大休息式指引，
體驗全身心不出力的輕鬆暢快。

如果練習得宜，
休息效果可媲美
數小時的
睡眠！

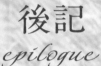

後記
epilogue

你是否已經親身體驗

「超療癒！和緩流動伸展的全身瑜伽」呢？

本書以現代人能輕鬆修習的瑜伽為目標，

特將瑜伽的傳統理論和技法提取出精要加以彙整。

希望你也能將瑜伽融入忙碌的日常生活中，

每天試著挑選1個自己喜歡的體式來修習吧！

不必想得太複雜，以自身的「舒適感」為第一優先來進行練習即可。

當你發現自己可以長久維持穩定的體式動作且感到舒適，

甚至產生時間暫停的錯覺時，就代表你的瑜伽修為更加精進了。

除了體式動作之外，

本書也加入了印度傳統醫學「阿育吠陀」教義的實例，

以供作為新生活型態的參考。

先從做得到的事情開始做起，

試著感受阿育吠陀＆瑜伽的魅力度過每一天吧！

最後衷心感謝協助我製作此書的所有人，

以及正在閱讀此書的你。

監修　近藤真由美

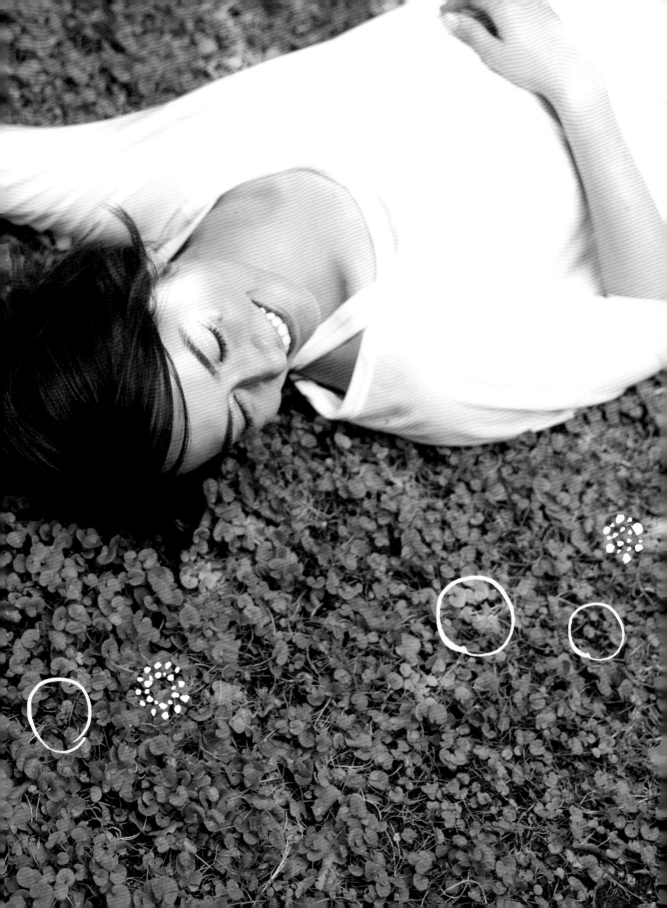

國家圖書館出版品預行編目資料

超療癒！和緩流動伸展的全身瑜伽：在家跟著 10 組精心編排的串
聯體式課程 & DVD 教學，與身心常見的緊繃不適溫柔和解。
/ 近藤真由美監修；亞緋琉譯．
-- 初版 . -- 新北市：養沛文化館出版：雅書堂文化發行，2020.03
　面；　公分 . -- (SMART LIVING 養身健康觀；128)
　譯自：カラダを整える やさしいヨガプログラム
　ISBN 978-986-5665-80-7(平裝)

1. 瑜伽

411.15　　　　　　　　　　　　　　109000064

SMART LIVING 養身健康觀 128

超療癒！和緩流動伸展的全身瑜伽（附 DVD）

在家跟著 10 組精心編排的串聯體式課程 & DVD 教學，
與身心常見的緊繃不適溫柔和解

監　　　修／近藤真由美
譯　　　者／亞緋琉
發 行 人／詹慶和
執 行 編 輯／陳姿伶
編　　　輯／蔡毓玲 · 劉蕙寧 · 黃璟安 · 陳昕儀
執 行 美 術／陳麗娜
美 術 編 輯／周盈汝 · 韓欣恬
出 版 者／養沛文化館
發 行 者／雅書堂文化事業有限公司

郵撥帳號／ 18225950
戶　　　名／雅書堂文化事業有限公司
地　　　址／新北市板橋區板新路 206 號 3 樓
電 子 信 箱／ elegant.books@msa.hinet.net
電　　　話／ (02)8952-4078
傳　　　真／ (02)8952-4084

2020 年 3 月初版一刷　定價 450 元

經銷／易可數位行銷股份有限公司
地址／新北市新店區寶橋路 235 巷 6 弄 3 號 5 樓
電話／ (02)8911-0825　　傳真／ (02)8911-0801

staff 日本原書製作團隊

攝影協力
easyoga（イージー瑜伽ジャパン）http://www.easyoga.jp/
Real Stone（株式会社ボディーアートジャパン）http://www.realstone.jp/
拍攝
是枝右恭
髮妝造型
高松由佳（steam.）
CG制作
（株）BACKBONEWORKS
插圖
MASAMI（P.14至P.17 · P.21 · P.23 · P.24至P.25）
裝幀 · 設計
荒尾彩子　横山詩歩　浦田貴子　伊藤有里（Concent, Inc.）
DVD制作
合同会社セクションナイン
校正
本郷明子　木串かつこ
編輯協力
有國芙美
編輯
朝日新聞出版　生活 · 文化編集部（森香織　市川綾子）

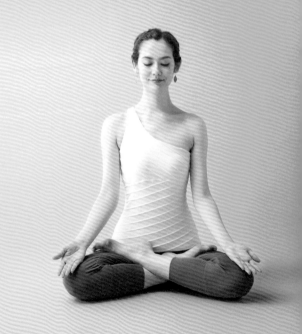

*Yoga programs
to purify
your heart & body*

Yoga programs
to purify
your heart & body

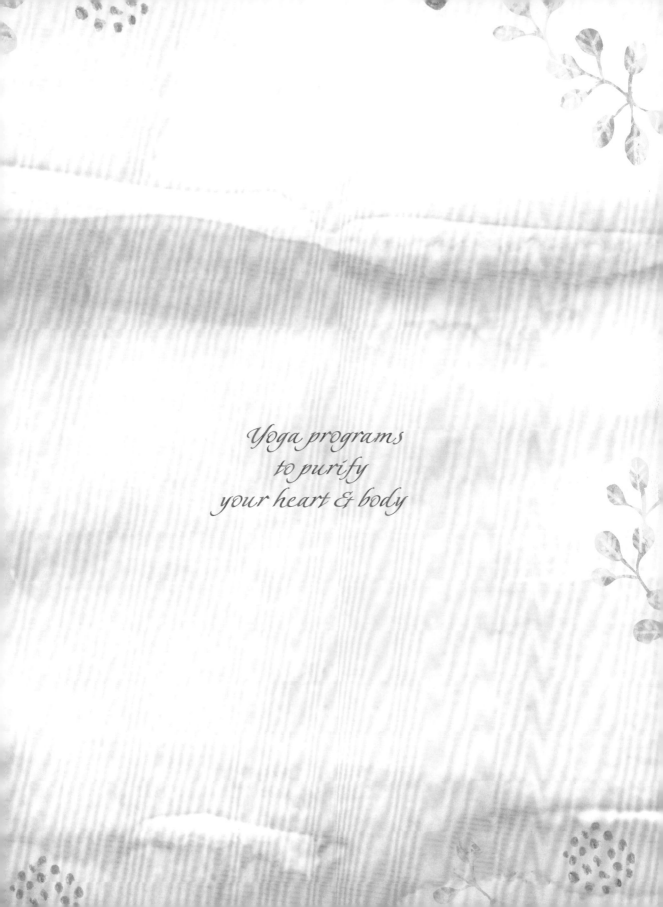

Yoga programs
to purify
your heart & body

*Yoga programs
to purify
your heart & body*